めまいの診かた・考えかた

二木　隆
日本めまい平衡医学会顧問
二木・深谷耳鼻咽喉科医院・めまいクリニック理事長

医学書院

めまいの診かた・考えかた			
発　行	2011年11月15日　第1版第1刷 Ⓒ		
著　者	二木　隆 ふたき　たかし		
発行者	株式会社　医学書院 代表取締役　金原　優 〒113-8719　東京都文京区本郷1-28-23 電話　03-3817-5600（社内案内）		
組　版	さくら工芸社		
印刷・製本	三美印刷		

本書の複製権・翻訳権・上映権・譲渡権・公衆送信権（送信可能化権を含む）は㈱医学書院が保有します．

ISBN978-4-260-01124-2

本書を無断で複製する行為（複写，スキャン，デジタルデータ化など）は，「私的使用のための複製」など著作権法上の限られた例外を除き禁じられています．大学，病院，診療所，企業などにおいて，業務上使用する目的（診療，研究活動を含む）で上記の行為を行うことは，その使用範囲が内部的であっても，私的使用には該当せず，違法です．また私的使用に該当する場合であっても，代行業者等の第三者に依頼して上記の行為を行うことは違法となります．

JCOPY　〈㈱出版者著作権管理機構　委託出版物〉
本書の無断複写は著作権法上での例外を除き禁じられています．複写される場合は，そのつど事前に，㈳出版者著作権管理機構（電話03-3513-6969，FAX 03-3513-6979，info@jcopy.or.jp）の許諾を得てください．

はじめに

　私がこの本を書いた目的は，めまいを訴える患者さんがちゃんと（適正に）診てもらえるようになって欲しいと願うからである．

　昭和41年（1966年），京都大学耳鼻咽喉科へ入局して「お勉強（研究）はめまいをやれ．臨床は腫瘍をやれ」と森本正紀教授に言い渡されて以来，めまい一筋の道を歩んできた．この間，現「日本めまい平衡医学会」での活動を通じ，「めまいの患者は耳鼻咽喉科へ」という発表も多々行ってきた．そして，やっと最近になって，内科や脳神経外科の先生方からめまいの患者さんが耳鼻咽喉科へ紹介されてくるようになってきた．

　このことは1つの進歩ではあるが，しかし心配な点が2つ存在するのである．すなわち，

（1）主に内科を中心とした紹介医が，「ある程度の基礎知識があって」耳鼻咽喉科医へ紹介状を書いているが，耳鼻咽喉科医が検査の結果，診断名を記した返書をしたためても，その後の経過を適切に診てもらえるのか？

（2）内科医から紹介状を受け取った，めまいを専門としない耳鼻咽喉科医が的確な対応を行うことができるのか？

という問題である．

　本書は，まさにこの2つの問題のギャップを埋める目的で書かれたといってよい．

　したがって，本書を最も読んで欲しい医師群は，①内科研修医または脳神経外科研修医，②めまいの勉強をしてみたい内科医，③じっくり読んでめまいの研究をしたい耳鼻咽喉科研修医，または大学でめまい診療のトレーニングの機会をもてなかった耳鼻咽喉科勤務医，の三者であり，特別な装置がなくてもとりかかれるように工夫を凝らしたつもりである．

　以上のような観点から，本書は何よりも入門書であるとともに，practicalな診断学の指南書であることを企図して，往診カバンに用意すべき7つ道具の図説から第1章を書き起こした．第2章は，なぜそのような診断行為（検査・診療と観察）を行うのかという理論的根拠を平易に記した．古典的な教科書である沖中重雄の『内科診断学』（医学書院）には，神経学的診断の基本が書かれており，当時若い学徒であった筆者たちは大いにその恩恵にあずかったが，本章では clinical physiology としての「めまい診断学」の基礎知識である minimum requirement を書いた．

　続いての第3章では，危険なめまい（中枢性めまい）と内耳性（末梢性）めまいの代表的な疾患のみに限定して，実際の症例を示しながら実践的な鑑別診断法を例示した．なお，第2章および第3章の column は拙著『めまいの医学』（中央書林，1990年）を手直しして再録したものが中心である．

　そして，最後の第4章は，平成2年（1990年）に東京大学を辞してめまいクリニックを開業して以来，第一線のめまい臨床における日々の活動の中から拾い上げたテーマをまとめた

論文であり，全科の医師が集まる地区の医学会で発表し続けてきたものの中から選び，手直しして収載したものが中心である．もちろん，専門性においては新知見であり，かつ全科的な視野に立つものである．

　本書はとにかく役に立つ本でありたいと願ってまとめたものであり，筆者が一筋に努めてきた「めまい学」の集大成でもある．

　平成23年（2011年）　秋

二木　隆

目 次

第1章　図解：めまい診療　　1

❶ 緊急時のめまい患者への対応　　2
　　患者の状態把握のチェックポイント……2
　　患者と家族に対する問診のポイント……3
　　7つ道具による一般内科的診療……3
　　診療を進めるうえで想像すべき平衡機能のしくみ……4
　　当面の対応と処置・治療法……5
　　救急，当直での対応……5

❷ 日常診療でのめまい患者への対応　　7
　　めまい診断フローチャート……7
　　患者入室時の第1印象によるスクリーニング……7
　　問診のチェックポイント……8
　　椅子に座らせてできるスクリーニング
　　　　①顔面神経のチェック……9
　　　　②聞こえのチェック，難聴の見分けかた……9
　　　　③鼓膜の診かた……10
　　　　④注視眼振のチェック……10
　　　　⑤目の動きの診かた……12
　　　　⑥軟口蓋・舌の診かた……13
　　立たせてできるスクリーニング
　　　　①閉眼起立……15
　　　　②足踏み検査……16
　　寝かせてできるスクリーニング
　　　　①頭位眼振検査……17
　　　　②頭位変換眼振検査……18
　　自律神経検査……18
　　画像診断を要する疾患は何か……20

❸ 耳鼻咽喉科での二次検査　　22
　　オージオグラムの解釈……22
　　ENG（electronystagmograph：眼振電図）の実際……24
　　重心動揺計……27

第2章　めまいの基礎講義　29

1 平衡機能の基礎　30
- 平衡機能の基礎……30
- 回転性めまい（vertigo）と非回転性めまい（dizziness）……34
- 平衡を支えるシステム：内耳のはたらき……36

2 姿勢反射　40
- 内耳信号をサポートする「姿勢反射」……40
- 「足踏み検査」と「遮眼書字法」：目隠し鬼ごっこと福笑いから……41
- 平衡維持メカニズムとしての姿勢反射：「風神雷神図」の描写から……43
- 知らず知らずの「姿勢反射」の調節：狂言「船渡し婿」から……45
- 乗り物酔いを防ぐには……45
- 大脳・小脳連関ループ……47
- 起立姿勢と重心：ウィリアム・テルのリンゴから……49

3 眼振とめまい　51
- 温度眼振：「寝耳に水」の話……51
- 視運動性眼振……53

第3章　重要なめまいの診かた・考えかた　57

1 危険なめまい：①小脳障害をきたすめまい　58
- 訴えの性質……58
- 病因……58
- 所見……58
- 発生と構造：無意識の平衡感覚をつかさどる小脳……58
- 小脳の血管支配……58
- 画像診断……59
- 注意点……59

2 危険なめまい：②顔面神経異常をきたすめまい　62
- 中枢性顔面神経障害（多くは神経内科の領域である）……65
- 聴神経腫瘍……68
- 末梢性（核下性）顔面神経障害……70

3 良性発作性頭位めまい症　73
- Naming：提案も含めて……73
- History……73
- 「頭位性めまい」とメニエール病の違い：予後の決定的な違い……74
- 耳石器のおさらい（直線加速度＝重力・遠心力のセンサー）……74
- 耳石機能検査法……75

診断のポイント……75
治療のコンセプト（病期に対応した治療法）……76
生活指導のポイント……76

4 メニエール病 — 81
メニエール病命名の由来……81
発症原因……81
診断基準……81
分類……86
病態……87
メニエール病の検査（内リンパ水腫の検査）……88
薬物療法……91
ステロイドの導入とその考え方……93
手術療法……95
生活指導，リハビリテーション……101

5 前庭神経炎 — 112
特徴……112
診断のポイント……112
治療法・患者説明……112

第4章　症例から学ぶさまざまなめまい — 115

1 糖尿病とめまい — 116

2 神経内科疾患（主にパーキンソン病）とめまい — 122

3 精神症状・自律神経失調症を有するめまい — 128

4 中枢性めまい：①診断名変更のめまい難診断例 — 133

5 中枢性めまい：②後迷路性めまい — 138

6 頸性めまいと下眼瞼向き垂直性眼振（down beat nystagmus: DBN） — 142

7 梅毒とめまい — 146

8 高齢者に対するめまい治療薬の特徴—EBMに基づく解説 — 150

和文索引 — 161
欧文索引 — 164

column

1. めまいの語源とその分類：目は「舞う」のか「回る」のか……34
2. 直線加速度に関する研究の歴史……38
3. 福田「遮眼書字法」誕生秘話……42
4. 乗り物酔いを防ぐ訓練……46
5. Bárányの「発見」……52
6. Bárányの鉄路眼振（Eisenbahnnystagmus）への問題提起……54
7. 戦争の副産物：Goldon Holmusの小脳障害の研究……60
8. 『病草紙』の鋭い描写：顔面神経麻痺……65
9. ワレンベルク症候群と純回旋性眼振……67
10. メニエール病の苦痛：文学，絵画で表現された病悩……82
11. メニエール病の実体（病態）は内リンパ水腫：ノーベル賞級の大発見……83
12. 「梅毒性内リンパ水腫」と「遅発性内リンパ水腫」（メニエール病の亜型）：梅毒とおたふく風邪……85
13. わが国で生まれた診断基準：厚生省特定疾患「メニエール病調査研究班」（班長：渡辺勈）……86
14. 内リンパ水腫の存在を生体で見当がつけられる「脱水試験」：グリセロールテストとフロセミドテスト……89
15. ステロイドの評判……94
16. 両側性メニエール病：メニエール病は一側耳だけの病気ではなかった！……99
17. ポルトマン（Portman）の偉業：サメからの着想……100

第1章 図解：めまい診療

　本章は緊急時と日常診療におけるめまい患者への対応を，豊富な図解をもとに読みやすくまとめたものである．本書のイントロダクションであるが，本章だけでもめまい診療の概要を知ることができるように仕立てた．
　筆者の経験からきわめて実践的にまとめ，すぐに使える内容とした．

1 緊急時のめまい患者への対応

往診や救急などの緊急時におけるめまい患者との「初対面」の場合を想定し，診療における道具立てと手順の手ほどき，および具体的な現場処置のノウハウについて解説する．

患者の状態把握のチェックポイント

❶ 意識の有無の確認
- 患者に呼びかけ，その応答から状況を把握する．
- できれば患者のろれつ（呂律），発声（音の高さなど）のチェックも行う．

❷ 外傷の有無の確認
- 事件性があるかどうかも確認する．

❸ 神経症状の有無の確認
- 顔面神経麻痺（9頁参照）などの麻痺，ろれつ，嗄声，震えなどがないかを確認する．

❹ 動かせるか（起き上がれるか）どうかの確認

❺ 嘔吐の有無の確認

❻ 手足の麻痺がみられる場合は麻痺側と部位の確認

> **NOTE**
> 図1-1の患者はメニエール病という設定であるが，患者は患側（この場合は左耳）を下にできず右耳を下にしている．

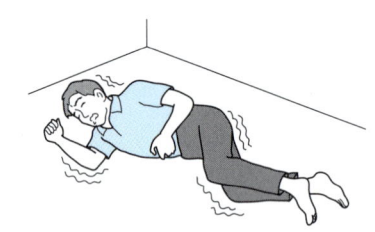

図1-1　急性期の患者の状態

❶～❻のチェックポイントは，めまい急性期患者の現場での状況を正確に把握するうえで非常に重要である．

例えば，図1-1のような患者の状況から何がわかるだろうか．上記のチェックポイントをもとにすると，①意識はある，②外傷はない，③神経症状はみられない，④動かせず起立できない，⑤顔面蒼白で嘔吐感がある（胃を押さえている），⑥麻痺はない，ということがわかる．このような手順で患者の状況を把握する．

急性期のめまい患者を診るうえで特に重要なことは，上記のチェックポイン

ト❸で述べた神経症状をしっかり把握することである．特に以下のような神経症状がみられた場合は，専門医へのコンサルトが必要である．

> **神経症状をしっかり把握する！**
>
> ①麻痺
> ②ろれつが回らない．
> ③嗄声（反回神経麻痺による）
> ④四肢をきちんと動かせない．
> ⑤震え
> 　→これらの症状がみられた場合は内科・耳鼻咽喉科の守備範囲を越える
> 　　ことが多いので，専門医（脳神経外科や神経内科）へコンサルトする．

患者と家族に対する問診のポイント

❶～❸のような点について，患者本人から聞き出す．患者本人から聞き出せない場合もあるので，家族からの証言も重要である．

❶回る（回転性めまい）か，回らない（非回転性めまい）か
・めまいのうち，約60％が回転性めまい，約40％が非回転性めまいである．

❷いつ，どのようなとき，どんな体勢でめまいが起きたか
・発作性か，頭位性（頭の位置によってめまいが誘発される）か，持続性かなどのめまいの特徴を聞く．

❸めまいは右回り（時計回り）か，左回り（反時計回り）か
・右回りの場合は患側は右，左回りの場合は患側は左となる．

7つ道具による一般内科的診療

以下に挙げる7つ道具を使って一般内科的な診療を進めていく．「神経診断学」の実習のつもりで診るとよい．

> **用意する7つ道具**
>
> ①聴診器
> ②血圧計
> ③ライト
> ④ハンマー
> ⑤舌圧子
> ⑥音叉
> ⑦綿棒

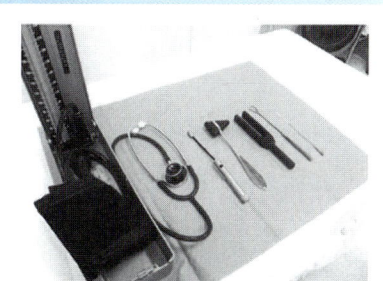

上記のうち，綿棒は筆の代わりとなり，かつ角膜知覚のチェックもできる．
7つ道具のうち音叉がない場合は，以下のように「指打ち」とはさみなどの

金属音でも代用できる．

音叉がない場合の簡易聴力チェック

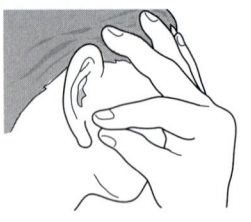
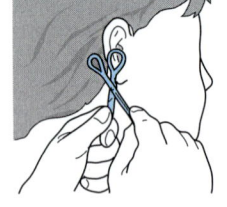

指打ち　　　　　　　　　　　　はさみの閉じ開き

・親指と人差し指を打ち鳴らす．　　・約 4,000Hz の高音を発する．
・約 200Hz の低音を発する．

　上記のような簡単な方法で，低音（指打ち）と高音（金属音）それぞれの聴力（難聴）をチェックすることができる（例えば，低音難聴はメニエール病など）．

診療を進めるうえで想像すべき平衡機能のしくみ

　下図を頭の中で想像しながら診察を進める．第 2 章の「1. 平衡機能の基礎」についての解説（30〜33 頁）も重要なので参照されたい．

身体の平衡を支えるしくみ

> **NOTE**
> 「めまい医」の頭の中にいつもあるのが右図である．

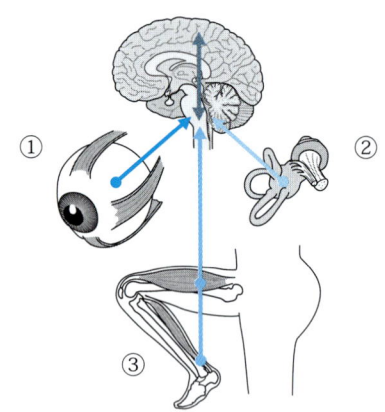

　上行する矢印は神経の入力を示す．すなわち，①眼から，②内耳から，③筋肉や関節からの入力がある．いちばん上の矢印は「行ったり来たり」の関係を示す．

入力		統合		出力
①視覚情報 ②内耳からの信号 ③固有知覚からの入力 　（筋肉・関節）	上行 ⇒	脳幹 小脳（大脳）	⇒	運動・平衡の維持

　この系のいずれかに故障が起きると「めまい」となる！

当面の対応と処置・治療法

めまいのほかに神経学的症状がみられた場合は専門医へのコンサルトが必要であることは先にも述べたが，そのほかにも下記のような症状がある場合は非常に危険な状態であることが多いので，直ちに救急車を呼んで専門病院へ搬送する必要がある．

救急車を呼んで搬送すべき状態

① 激しい頭痛や痙攣
② 急激な血圧下降や不整脈，前胸部痛
③ 意識レベルの低下
④ 失禁
　→直ちに救急車で搬送する．

これらの症状がない場合の，めまい症状を緩和する当面の治療法の例として，下記を示す．

当面の治療法

- 吐き気が強く経口摂取不可のことが多いので，非経口的処置を行う．
　　ホリゾン®（安定薬・鎮静薬）　10mg　筋注
　　および
　　プリンペラン®（制吐薬）1A　筋注
- 脱水に対する補液としては下記
　　ソリタ®　　200〜500mL
　　または
　　メイロン®　　100〜500mL
- メニエール病や突発性難聴には下記（特に突発性難聴の処置は迅速に行う）
　　ソリタ®　　500mL
　　サクシゾン®（ステロイド）　100mg
　　メチコバール®　　500mg
　　ATP®　　100mg
　　　　　　　　　　　　　　　　点滴

救急，当直での対応

まず，事故や事件が関連する場合は以下のような対応をする．

事故や事件の場合の対応

① 救急隊員，搬入者，付添人からの状況聴取と，心肺機能，意識レベル，外傷（着衣の状況），出血（外力によるものか自発事故か）などのチェックを行う．

②事件性があれば110番をし，その後の処置は救急隊員に任せる．
　　事後処理の対応を行ってもらうためにも，できれば医事係（事務員）を同席させる．

　事故や事件が関連しない場合にも，下記のような迅速な処置と的確な観察力・状況判断能力が求められる．

　なお，このような対応は医師単独でできるものではない．そこに居合わせた者は皆動員し，医師が指示を行うのが望ましい．

事故や事件のない場合の当面の対応（一般内科的処置）

①バイタルサインのチェック
②心電図で不整脈の有無の確認
③酸素飽和度のチェックと胸部聴診
④2頁のチェックポイントで患者の状態を把握する．
⑤指尖血糖値を含む救急採血検査

　上記のチェックを行ったうえで内科医や耳鼻咽喉科医だけでは対応できない場合もあり，その場合は，下記のように二次あるいは三次救急へ搬送する．

二次あるいは三次救急への搬送が必要な場合

・循環器系での危機的異常→CCU（循環器救急外来）へ
・異常眼球運動の出現→脳神経外科へ
・麻痺，痙攣などの神経症状→脳神経外科または神経内科へ
・四肢のしびれ，麻痺→脳神経外科または整形外科へ
・応答不安，うわ言，演技性の言動→精神科へ

☞異常眼球運動

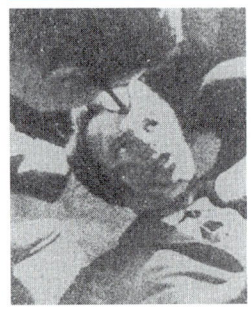

これは撃たれた直後のアメリカのロバート・ケネディの写真である（1968年7月の朝日新聞より）．
1970年発表の坂田英治の論文には，「この共同偏視は脳幹障害に起因するものであり，患側は右で橋部にあり，予後は楽観しえないことが速断できるのである」と記されている．

2 日常診療でのめまい患者への対応

　ここでは日常診療におけるめまい患者への対応のノウハウ，考えかたの道筋について述べる．

めまい診断フローチャート

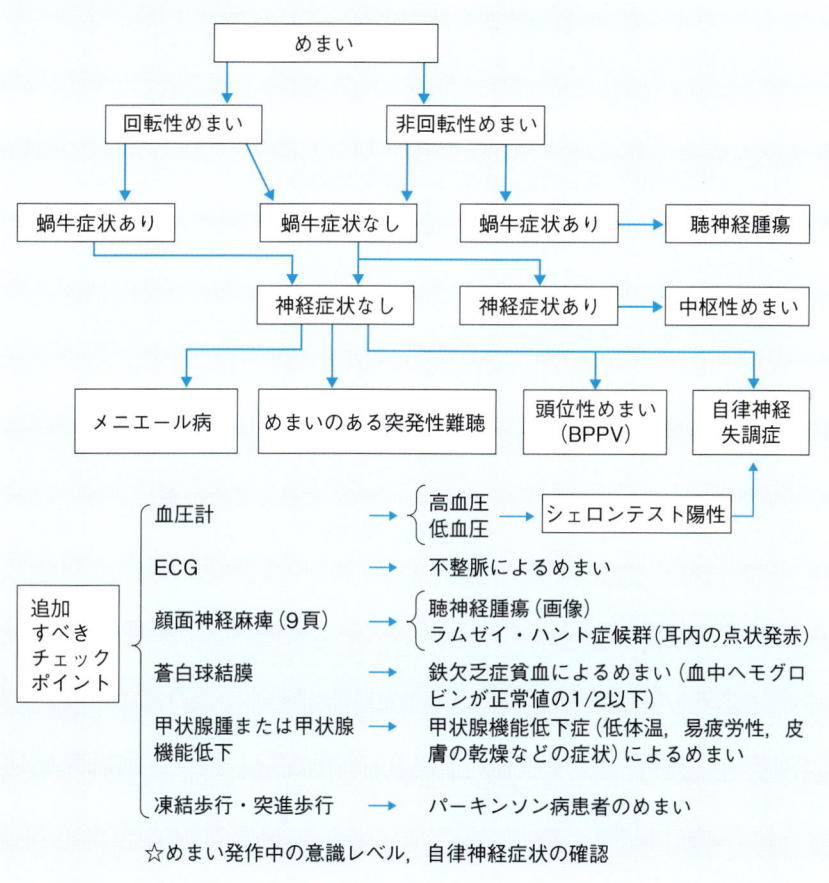

　臨床現場で参照できるように作成した簡便なフローチャートを示した．便利なので，参照しやすい形にして診察デスクの手元に常備しておくとよい．

☞ **神経症状**
意識消失，痙攣，震え，麻痺，ろれつが回らない，しびれ，複視，歩行不能，嚥下困難，嗄声などの一般神経学的症状のこと．

☞ **凍結歩行**
frozen gait といい，歩き出すのに時間がかかる状態をいう．

☞ **突進歩行**
歩き出してから止まりにくい（急に止まることができない）状態をいう．

NOTE
パーキンソン病を主とした神経内科的診断を要するめまいは，筆者の医院でめまいを訴える患者の3％弱を占める（第4章，122頁を参照）．

患者入室時の第1印象によるスクリーニング

　「神経学は問診に始まり問診に終わる」というが，めまい診療に関して特に重要なのは，診察室に入室する患者の第1印象である．患者の診察室への第1歩から出ていくときまで診察は続いているのである．

患者入室時のチェックポイント：歩行の可否を第1に観察する

- ストレッチャー（歩行不可）で来院した場合
    →まず意識の清明度・基礎疾患を把握する．
- 介助歩行の場合
    ①嘔吐の有無の確認
    ②歩けないのか（麻痺，痙攣，激しいめまいなどにより），歩かないのか（本当にめまいなのか，精神疾患の可能性は？）を観察する．
- 自立歩行可能な場合
    ①失調性歩行
        →小脳性失調かパーキンソン病の可能性
    ②ものにちょっとつかまりながら歩行する（方向転換の際など）．
        →内耳性めまいの亜急性期の可能性
    ③能面歩行（表情がないまま歩行）
        →うつ病，統合失調症，情動障害（感情失禁），解離性障害（ヒステリー）などの精神疾患，あるいは詐病（事故で示談中など）の可能性があり，眼光鋭く看取する必要がある．

問診のチェックポイント

❶回る（回転性めまい）か，回らない（非回転性めまい）か
  - めまいのうち，約60％が回転性めまい，約40％が非回転性めまいである．

❷いつ，どのようなとき，どんな体勢でめまいが起きたか
  - 発作性か，頭位性（頭の位置によってめまいが誘発される）か，持続性かなどのめまいの特徴を聞く．

❸めまいは右回り（時計回り）か，左回り（反時計回り）か
  - 右回りの場合は患側は右，左回りの場合は患側は左となる．

問診では上記のチェックポイント（3頁にも述べた）とともに，蝸牛症状（耳鳴，難聴）の有無についても尋ねる．

椅子に座らせてできるスクリーニング：①顔面神経のチェック

顔面神経のチェック（患側が左の場合）

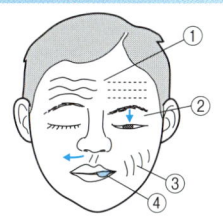

①前額左にしわができず、眉毛も挙上しない（第1枝症状）.
②眼瞼閉鎖不全（兎眼：薄目が開いたまま）
③頬部麻痺および人中偏位（口笛で空気がたまる）
④口唇・口角閉鎖不全（口の中のものがこぼれる）

↓

末梢性顔面神経麻痺

可能性
・ベル麻痺→耳鼻咽喉科へ
・聴神経腫瘍
・ラムゼイ・ハント症候群
→脳神経外科へ

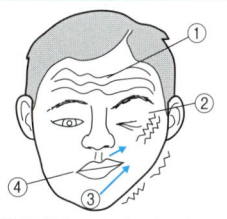

①前額のしわが左右両方できない（第1枝症状）.
②眼瞼閉鎖不全（兎眼：薄目が開いたまま）
③頬部麻痺および人中偏位（口笛で空気がたまる）
④口唇・口角閉鎖不全（口の中のものがこぼれる）

↓

中枢性顔面神経麻痺（核上性麻痺）

↓

神経内科または脳神経外科へ

①前額左にしわができ、眉毛も挙上する（第1枝症状）.
②痙攣が激しく目を開けられない.
③痙攣しつつ左上後方にひきつれる.
④発作中はしゃべりにくい.

↓

顔面痙攣

↓

神経血管圧痕症候群の可能性あり.

↓

脳神経外科へ（手術）

チェックポイント
①では上を見させる.
②では目をつぶらせる（開けさせる）.
③では口笛を吹くような動きをさせる.
④では口を「イー」とさせる.

> NOTE
> めまいのさまざまなスクリーニング方法を順に示していくが，これらは非常に大事なステップである．1つのステップを誤ると，ボタンの掛け違いのように診断に影響する可能性があるので注意する．

顔面神経障害がないかどうかをチェックし，障害がみられた場合は上記のように見分け，各専門医にコンサルトする．顔面神経障害の詳細については，第3章「危険なめまい：②顔面神経異常をきたすめまい」（62～72頁）にも述べたので参照されたい．

椅子に座らせてできるスクリーニング：②聞こえのチェック，難聴の見分けかた

難聴の見分けかた

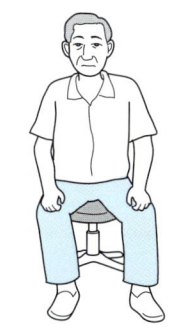
両方の耳が聞こえる人

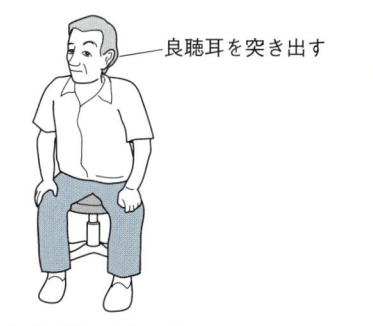
良聴耳を突き出す
右耳の聞こえない人

> NOTE
> 高音と低音それぞれの聴力チェックの簡便な方法は4頁を参照．

上記のような方法で聞こえの異常および患側耳を把握する．

椅子に座らせてできるスクリーニング：③鼓膜の診かた

鼓膜の診かた

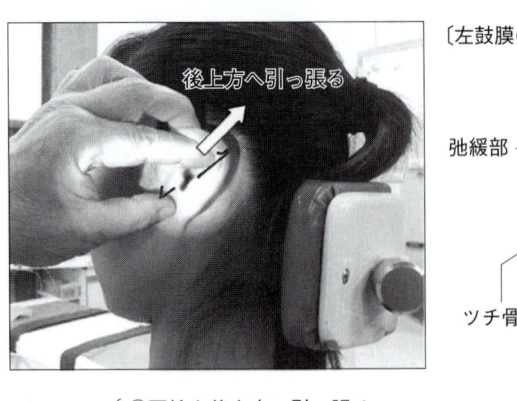

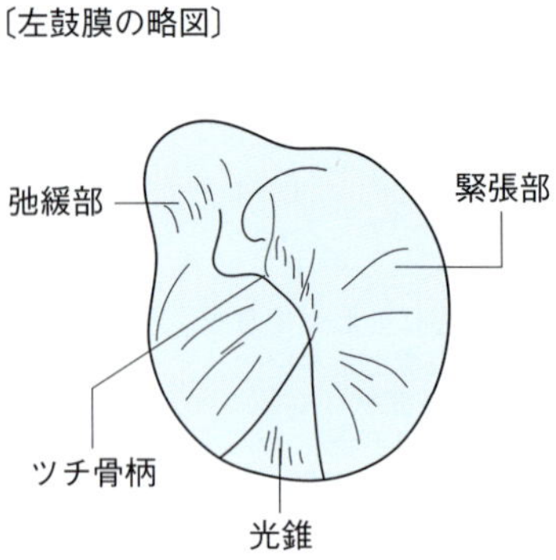

手順
① 耳輪を後上方へ引っ張る．
② 耳珠を開く．
③ 光を入れる（ペンライトでも可）．
④「光錐」がピカっと光れば正常→光らない場合は耳鼻咽喉科へ

　めまいのスクリーニングとして，鼓膜を診るうえでは光錐が光るかどうかを確認すればよい．光錐が光れば正常であるが，もし光らない場合は中耳炎などの耳疾患の疑いがあるため，耳鼻咽喉科へコンサルトする．
　また，耳垢が多く耳内をのぞけないこともあり，そのような場合も耳鼻咽喉科へ送り耳垢を除去してもらうとよい．

椅子に座らせてできるスクリーニング：④注視眼振のチェック

注視眼振のチェック：中枢性めまいのアラームサイン

☞注視眼振
裸眼で左右または上下方向の注視をさせたときにみられる眼振のことをいう．
フレンツェル眼鏡や眼振電図下ではない裸眼で眼球が異常に動いてしまうことはすなわち「異常所見」なのであり，特に中枢性めまいを示す重大なサインであることが多い．

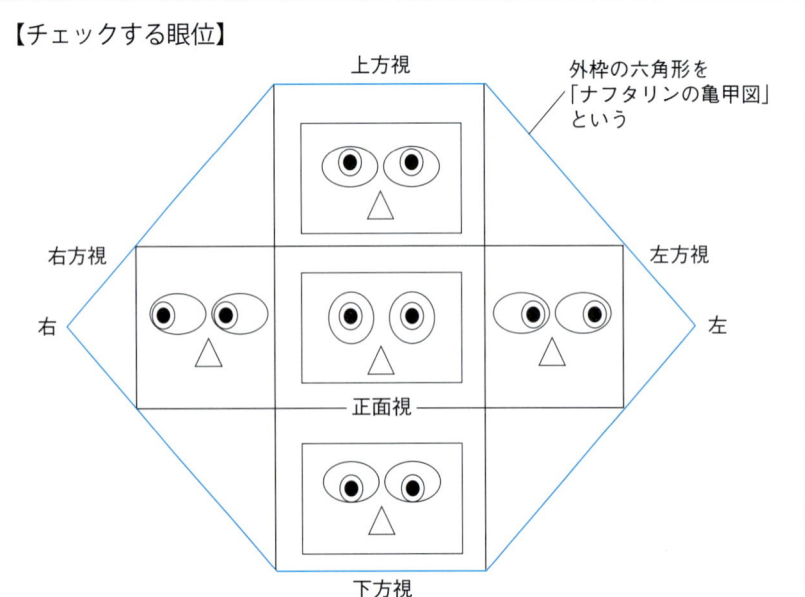

【表記法】

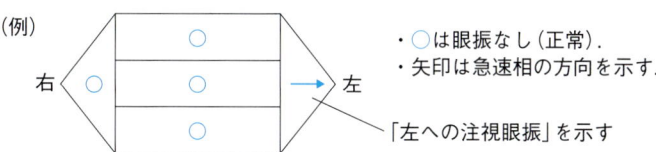

・○は眼振なし（正常）．
・矢印は急速相の方向を示す．
「左への注視眼振」を示す

【チェックのしかた】

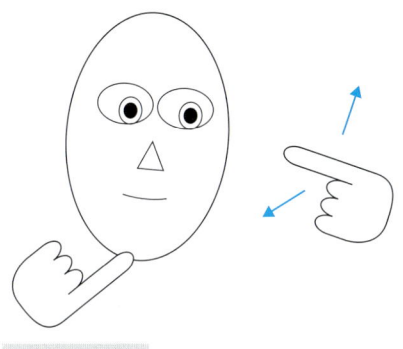

ボールペンまたは指先を動かして注視してもらう

顎を軽く固定

> **NOTE**
> 下顎に軽く指を当て，顔を動かさないように固定すること．

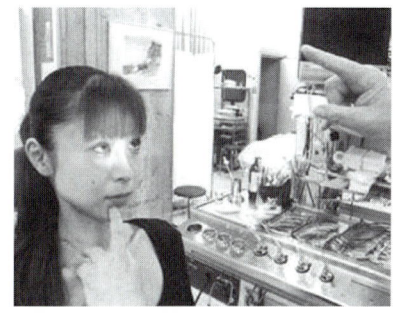
上方視

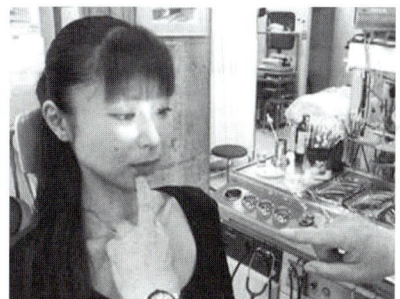
下方視

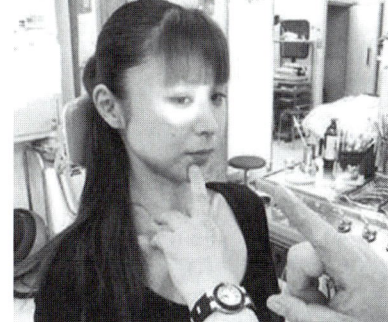
右方視

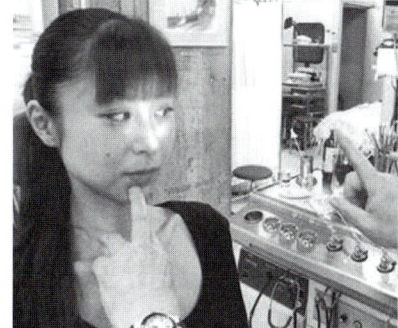
左方視

【注視眼振所見の要点】
　①内耳性めまいでは注視眼振は出ない．
　②左右一方だけに注視眼振がみられたときはその側の脳幹障害を疑う．
　③上下で注視眼振がみられるときは小脳または中脳の障害を疑う．

> 参照

「自発眼振」（非注視下）のチェック

- 座位で正頭位のままフレンツェル眼鏡をかけさせ（これによって非注視下の条件となる），正面視，上方視，下方視，右方視，左方視をさせたときに出る眼振を「自発眼振」という．
- 自発眼振は非注視下での眼振であり，目からの信号が排除された状態（内耳からの信号は反映される）をあらわすので，自発眼振が出た場合は末梢性（内耳性）めまいを疑う．

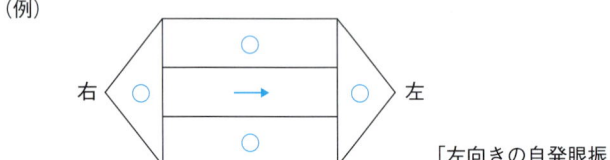

「左向きの自発眼振」

椅子に座らせてできるスクリーニング：⑤目の動きの診かた

ETT と OKN のスクリーニング：中枢性めまいの鑑別に有用

視標追跡検査（ETT）の　　　　視運動性眼振（OKN）検査の
スクリーニングテスト　　　　　スクリーニングテスト
（精密検査は26頁を参照）　　　（精密検査は24，25頁を参照）

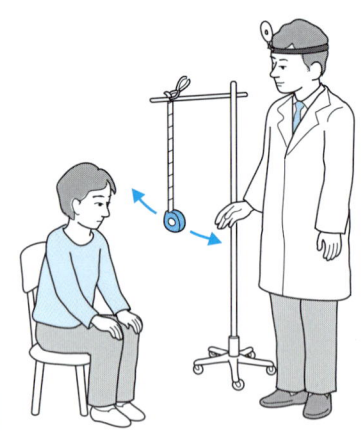 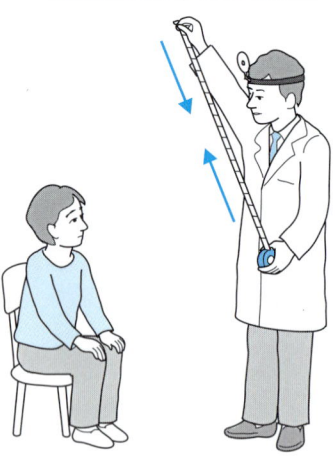

巻尺本体をゆっくり左右に揺らし，目だけで追わせる．　　　　　60cm 離れて巻尺を伸ばし，左右にゆっくり動かして10cm ごとの数字を見させる．

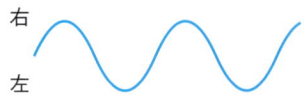 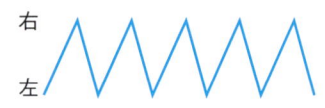

- スムーズに追える（正常）．
- ぎくしゃくする（異常）．
  → 中枢性めまいの可能性あり．

- 10cm ごとにリズミカルに動く（正常）．
- 動かない，反対へ向く，見えないと言う，など（異常）．
  → 中枢性めまいの可能性あり．

椅子に座らせてできるスクリーニング：⑥軟口蓋・舌の診かた

軟口蓋の診かた：下位脳神経（IX，X，XI，XII）の診断学

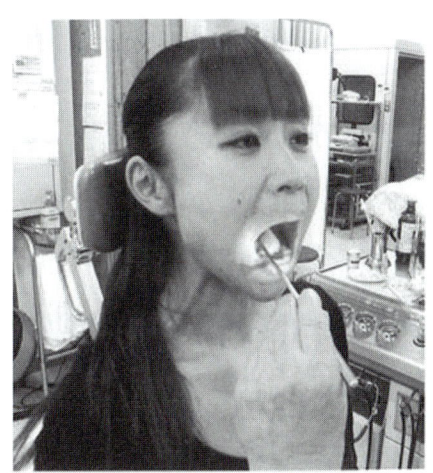

舌圧子で舌をそっと押す（強く押して吃逆反射を起こさないようにする）．

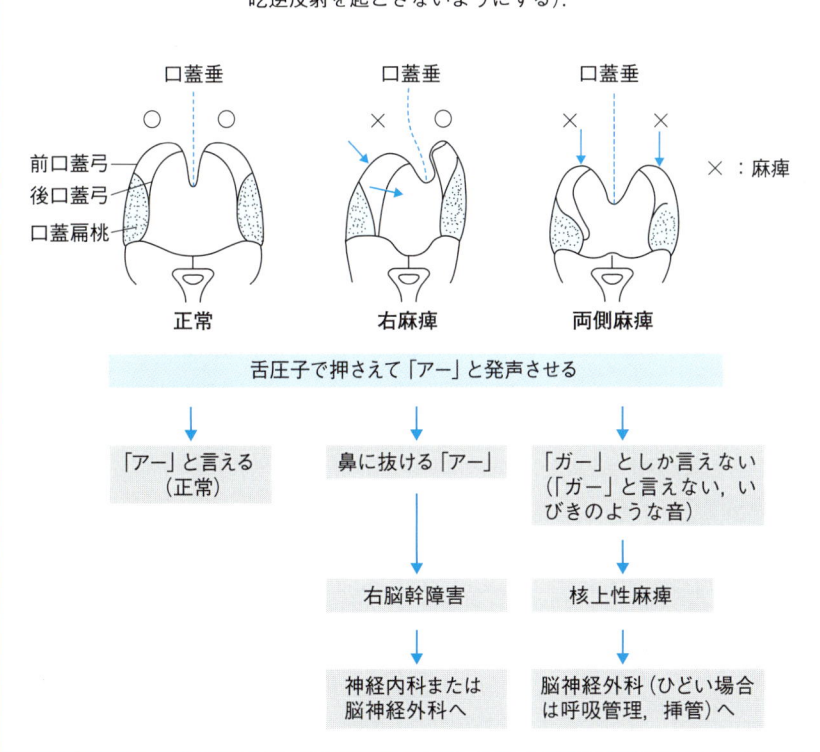

舌の診かた

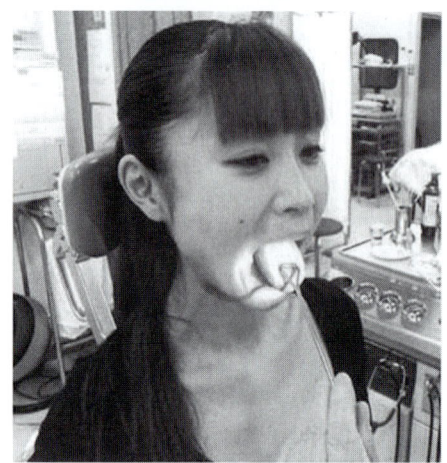

所見から何を考えるか→麻痺側の脳幹障害を疑う．

チェック①　「舌を前に出させたとき」

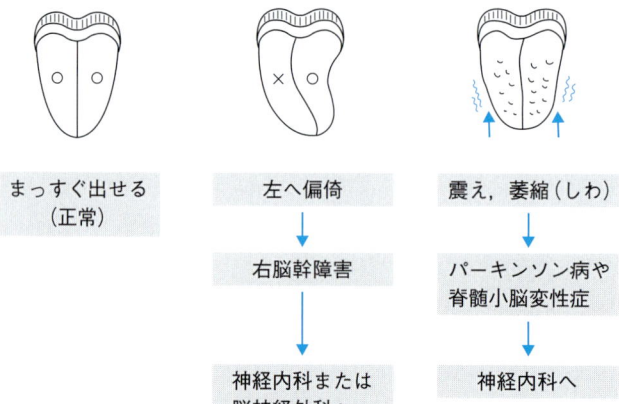

チェック②　「パタカ，パタカ，……」と10回言わせ，ろれつ（呂律）障害を確認する．
→うまく言えない場合は神経内科または脳神経外科へ

立たせてできるスクリーニング：①閉眼起立

　立たせて行う2つの検査（閉眼起立と足踏み検査）は決して省略できないものである．これらはトータルボディバランスをチェックするものであり，導かれる診断名は内耳性のものにとどまらず，脳幹・小脳の障害からパーキンソン病，詐病までをも含む．

閉眼起立

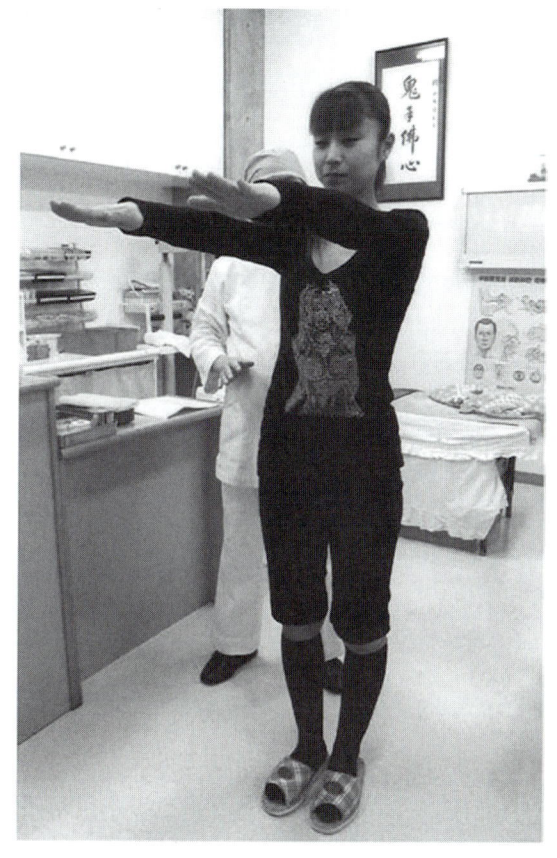

> **NOTE**
> 4頁の「身体の平衡を支えるしくみ」をもとに解説すると，この検査では，「入力」のうち視覚からの入力がなく，内耳と固有知覚からの入力のみがあるという場合の「出力」であるバランスの乱れを観察することができる．

【注意事項】　①かかとの高い靴は変えさせる．
　　　　　　②転倒・骨折を防ぐために検者は必ず患者の後方へ立つ．
・閉眼起立でふらついた場合は異常ありとし，耳鼻咽喉科や神経内科または脳神経外科へコンサルトする．

立たせてできるスクリーニング：②足踏み検査

足踏み検査（閉眼）

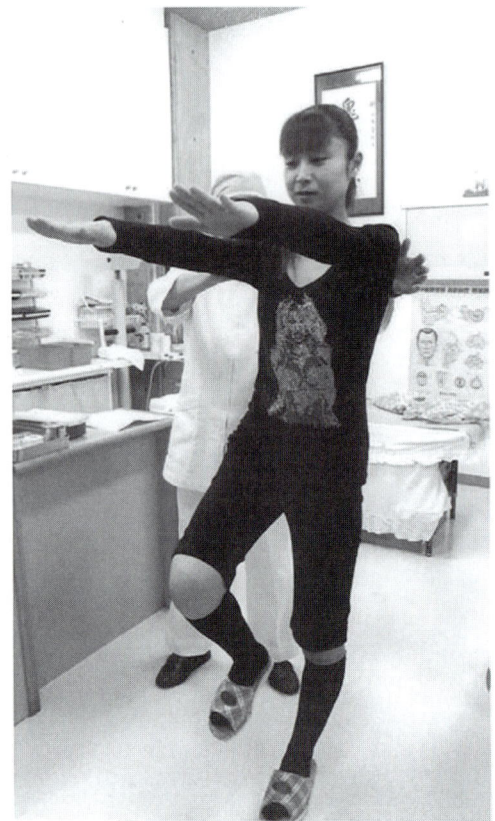

> **NOTE**
> 閉眼起立の状態に加えて，さらに固有知覚からの信号を上行させる「足踏み」というパフォーマンスを負荷すると，「偏倚」のみならず「運動失調（ataxia）」までも検出できる．

【内耳性めまい】

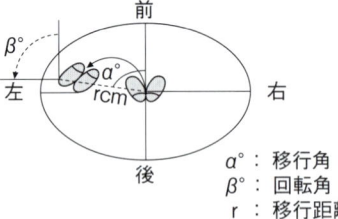

$\alpha°$：移行角
$\beta°$：回転角
r：移行距離

【小脳障害】

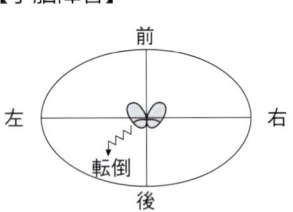

後方への失調性歩行

- 原法は100歩で行うが，50歩でもよい．閉眼起立の検査と同様に検者は後ろへ立つ．
- 内耳性のめまいは多くは体が患側へ曲がる（しかし，よろけない）．
- 一方，小脳性めまいまたは頸性めまいではよろけて多くは後方に移動する．特に小脳性めまいでは転倒の危険があるため，検者は必ず後方からガードする．

寝かせてできるスクリーニング：①頭位眼振検査

自発眼振（spontaneous nystagmus），頭位眼振（positional nystagmus），頭位変換眼振（positioning nystagmus）の3つは，いずれもフレンツェル眼鏡下（またはENG記録下）で行う検査で検出される眼振であり，内耳由来のめまいの診断学上，きわめて重要な所見である．

頭位眼振検査（フレンツェル眼鏡下）

眼振急速相の向かう方向への矢印で略記して表現する．

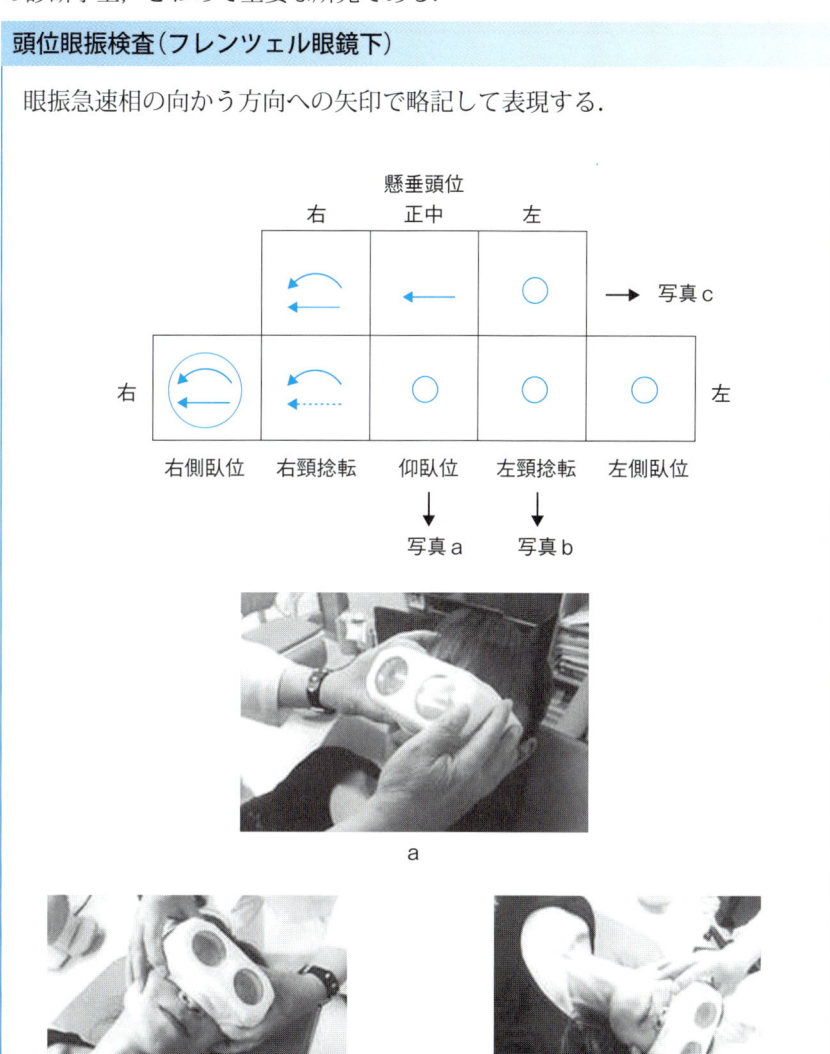

☞眼振の記載法
- ← ：水平性眼振
- ↶ ：回旋性眼振
- ←-- ：微弱眼振
- ○ ：眼振を認めず
- ☻ ：めまい誘発あり

☞フレンツェル眼鏡について
1. 注視条件を外し，20ジオプトリーの凸レンズで半注視下の条件にし，側面から眼球を豆電球で照らし，検者が正面から観察する．
2. 内科医にとっての聴診器のようなものである．
3. 電源はコードレスのものがよい．
4. 手製でもつくれる（75頁参照）．

寝かせてできるスクリーニング：②頭位変換眼振検査

頭位変換眼振検査

☞眼振の記載法
～，⇒のような太矢印は大打性で激しい眼振をあらわす．

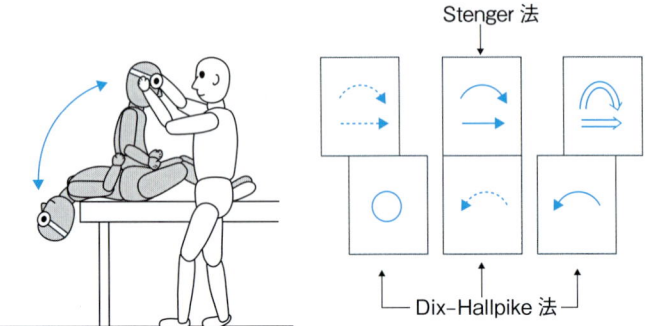

被検者が装着しているのはフレンツェル眼鏡である．懸垂頭位にするとき頸を左右に捻転させると，Dix-Hallpike法になる．

上段の箱は懸垂頭位にしたときの眼振，下段は座位に起こしたとき，右上の箱は右への捻転，左上は左への捻転時の眼振をあらわす．

【診断のポイント】
①頭位変換後に若干の潜時の後に眼振を認め，めまいがやがて減衰する場合→良性発作性頭位めまい症（最もポピュラーなめまい）を疑う．
②頭位変換後にみられる眼振（めまい）が減衰せずに持続する場合→中枢性めまいを疑う．

自律神経検査

自律神経系の機能検査

- ●機械的刺激法
  - ・アシュネル眼球圧迫試験（※強く押しすぎると心停止することがあり注意）
  - ・ツェルマク-ヘーリング（Czermak-Hering）頸動脈洞圧迫試験
- ●血圧を指標
  - ・起立試験（シェロンテスト：Schellong's test）
- ●末梢性薬効試験
  - ・アドレナリン試験
  - ・ピロカルピン試験
  - ・アトロピン試験
- ●中枢性薬効試験
  - ・メコリール試験
- ●ECGを指標
  - ・心電図R-R間隔のCV%（高安-二木）

これらの自律神経の機能検査は，どの教科書にも載っているが，実際に行われることは少ない．あまりポピュラーにならないのは煩雑なためだろうか．
　しかし，自律神経はめまいの発生につながる背景因子として重要なものであることに変わりはなく，筆者は上記検査のうちシェロンテストをめまいのルーチン検査としている．
　シェロンテストは最も簡便にできる自律神経機能検査であり，保険点数はつかないが，看護師に任せることができ，ぜひ行ってほしい検査である．以下に概略を示す．

シェロンテストの実際

手順①

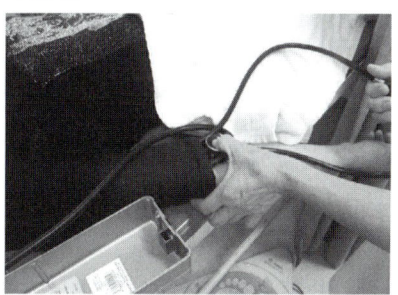

3分間安静仰臥させ，血圧を測定

手順②

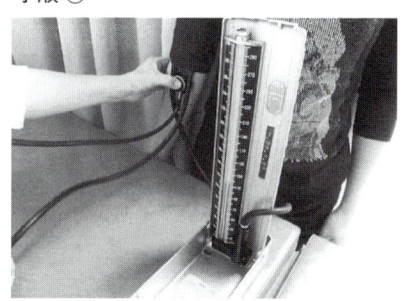

10分間起立させた後，立位のまま，同一検者が測定する（心疾患患者にはストールを用意し，気分が悪くなったら座るように指示する）．

☞シェロンテスト
（Schellong's test）
多くの本には「シェロングテスト」と記してあるが，フランス人の名前なので発音的に「シェロンテスト」が正しい．

【判定基準と解説】

①上（収縮期血圧），下（拡張期血圧）10 mmHg 以上の上昇または低下をみたとき
②いずれか一方が 20 mmHg 以上変動したとき
③著明な「頻脈」をみたとき

①～③のいずれかの場合を陽性とし，「交感神経過緊張状態」（自律神経失調症）と診断する．

画像診断を要する疾患は何か

画像で何がわかるか

```
側頭骨     : 中耳炎    — 乳突蜂巣の発育不全，鼓室の骨欠損（真珠腫）
  ↓         聴神経腫瘍 — 内耳道内（ear tumor）（図1-4, 5，詳細は第4章の5の「症
(X線, CT)               例」，138頁を参照）
                        内耳道口（"erosion"‐ラッパ状）
(図1-2, 3)              内耳道外（図1-6〜8）

後頭蓋窩   : 脳幹・小脳の出血，梗塞・血管異常・腫瘍
  ↓         脊髄小脳変性症（図1-7，詳細は第4章の4の症例，133頁を参照）
(CT, MRI)

頸部       : 頸髄圧痕像 — 頸性めまい（図1-8，詳細は第4章の6，142頁を参照）
  ↓
(CT, MRI)

前・上部脳 : 脳血管障害 — 半身麻痺，パーキンソン病
  ↓                    （めまいの主病巣でないことが多い）
(MRI, MRA)              （図1-9）
```

めまいに関連する画像を以下に示す．

＊画像：その1

図1-2, 3を参照．

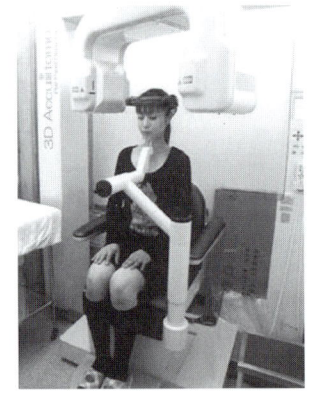

図1-2 三次元CTの撮影中

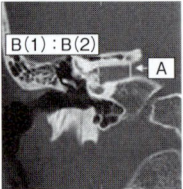
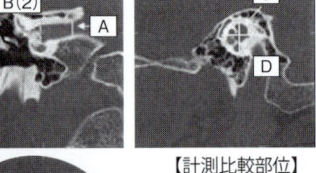
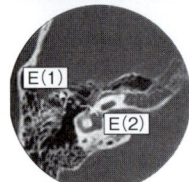

図1-3 三次元CTの画像

【計測比較部位】
A：内耳道幅長
B(1)：横陵上部
B(2)：横陵下部
C：蝸牛；縦長
D：蝸牛；横長
E(1)：ツチ骨；左長
E(2)：ツチ骨；右長

＊画像：その2

図1-4, 5を参照．

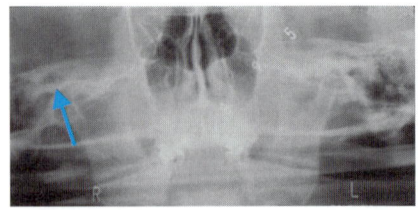

図1-5 内耳道断層Ｘ線写真（図1-4と同症例）
矢印箇所に左内耳道口の辺縁拡大（erosion）がみられた．ガンマナイフにより消失した．

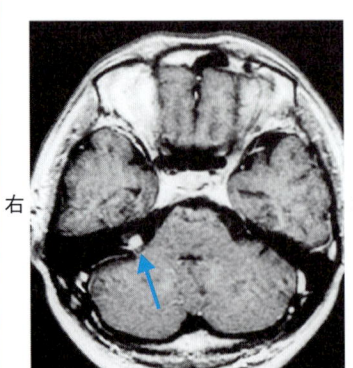

図1-4 聴神経腫瘍のMRI
右内耳道内から内耳道口に出かかっている大豆大の聴神経腫瘍〔矢印はear tumor（早期の聴神経腫瘍）〕．

＊画像：その3

図1-6〜8を参照．

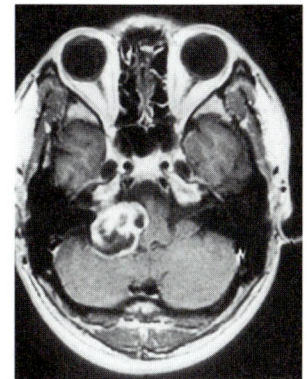

図1-6　巨大化した聴神経腫瘍のMRI
囊胞化して腫大し，脳幹と小脳を圧迫している巨大な聴神経腫瘍（初診時の訴えは耳鳴のみ）．開頭手術を行った．

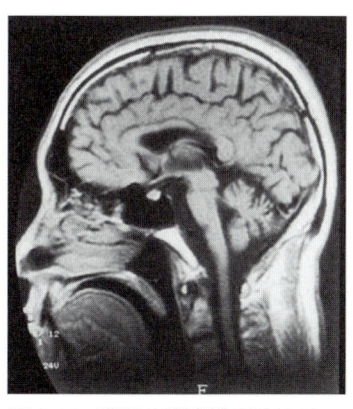

図1-7　脊髄小脳変性症のMRI
脳幹・小脳の強い萎縮がみられる．

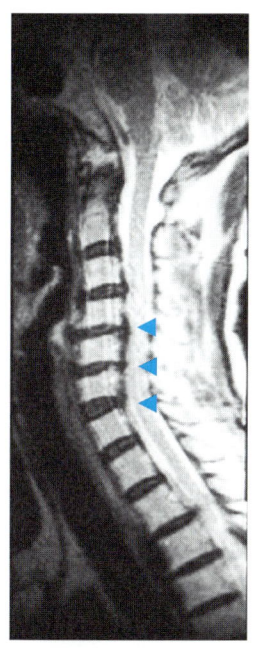

図1-8　頸髄圧痕像
$C_{3/4}$，$C_{4/5}$，$C_{5/6}$に椎間板ヘルニアによる圧痕像がみられる（矢尻）．

＊画像ありの中枢障害

図1-9を参照．

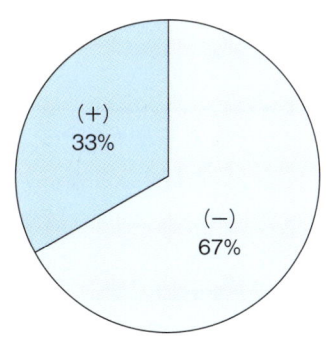

図1-9　画像ありの中枢障害
ENG検査で中枢障害を疑い，画像診断したが，「異常所見あり」は1/3であった．

- 図1-9の意味するところは，神経学的あるいは神経生理学的にめまい患者を診ていく過程で与えられる情報は，画像に先行してしかるべき「解」を含んでいるということである．
- 「所見なし」の場合でも経過を追う必要はあると考えられる．

3 耳鼻咽喉科での二次検査

　ここでは，内科医にとっては耳鼻咽喉科医（神経耳科医）から返ってくる患者レポートの理解に役立つように，実際に施行される耳鼻咽喉科での二次検査の概略を示す．耳鼻咽喉科医にとっては「めまい検査の実際」を示す内容となる．

オージオグラムの解釈

オージオメーターと無響室での聴力チェック

診療所用の一般的なオージオメーター

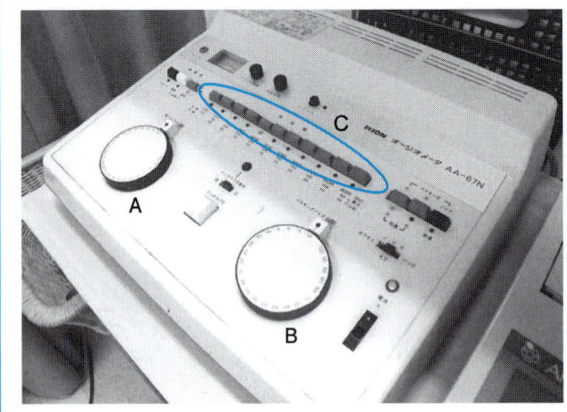

A：純音のボリューム
B：ノイズのボリューム
C：125〜8,000 Hzまでの8オクターブの周波数切替ボタン

無響室（レシーバーと応答ボタン）

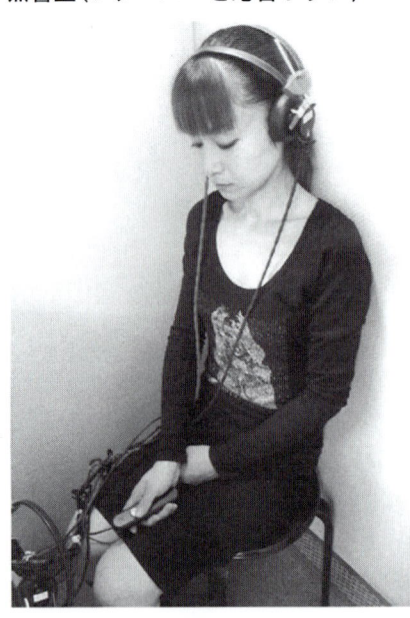

- 気導聴力をチェックしている．
- かすかな音でも聞こえたら，ボタンを押すよう指示する．
- 押せない人（幼児，認知症患者など）と押さない人（精神障害者や詐病者）を見分けなければならない．すなわち，機械任せにできない心理テスト的要素もある．
- 膝の前にあるのが骨導レシーバーで，振動ブザーを1側ずつ耳後部乳突部に当てる．

気導・骨導聴力の原理

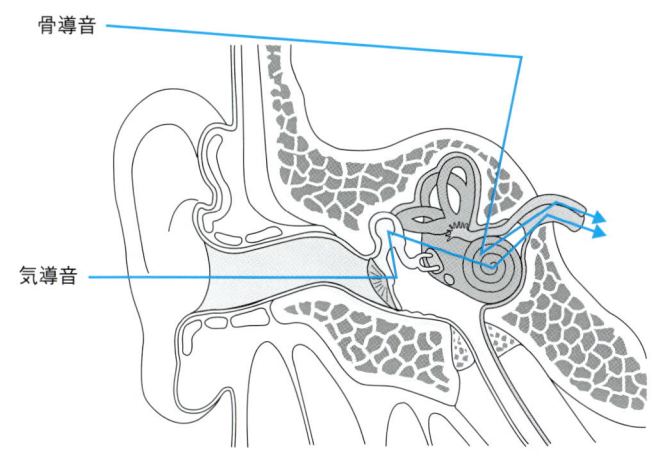

- 気導音は，レシーバーから中耳・耳小骨連鎖を経て，蝸牛に伝えられる．
- 骨導音は，耳後部乳突部の骨に圧抵された振動端子より直接蝸牛が振動される．

オージオグラム

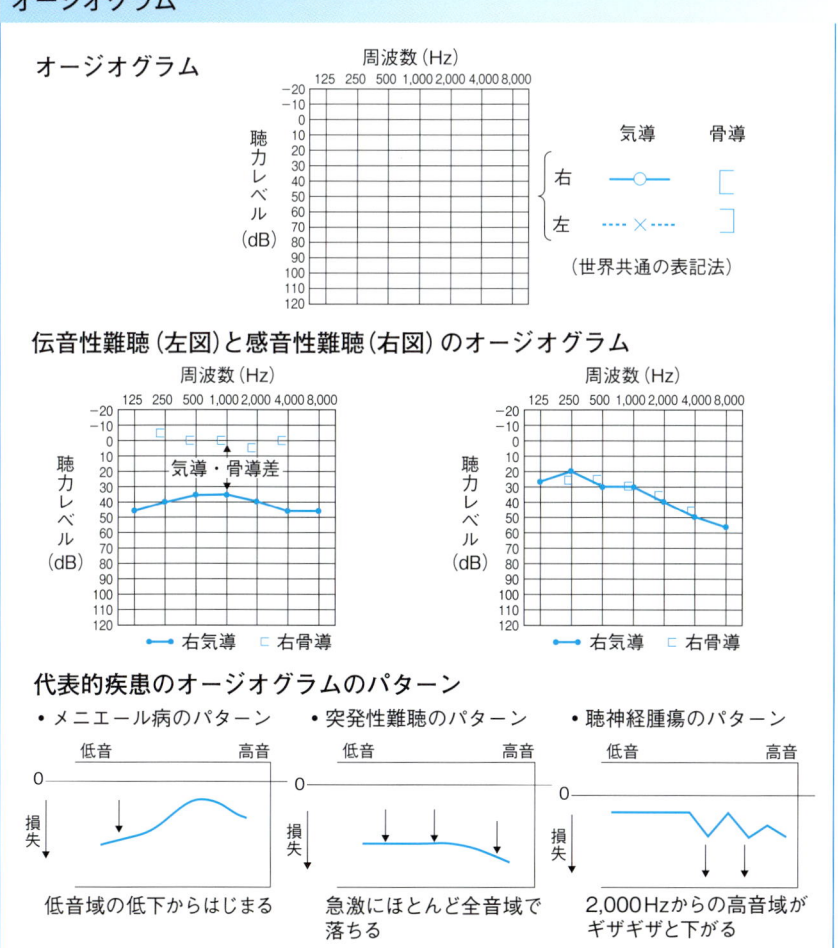

ENG (electronystagmograph:眼振電図)の実際

ENG

電極装着と電極BOX　　　ENGの記録装置(4ch)

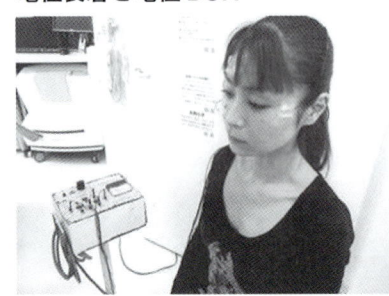
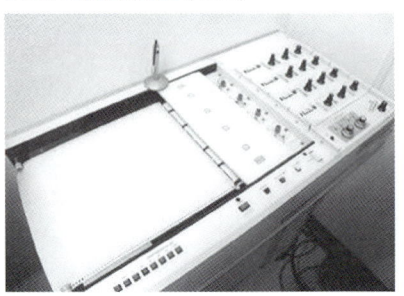

【ENGの利点】
①裸眼でも非注視下(閉眼や暗所)でもあらゆる視性条件下で記録できる．
②記録は左右・上下でとれる．
③計測分析に役立つ(平衡医学に多大な貢献)．

ENG検査のうち，めまいに関連するものとしてOKN (optokinetic nystagmus：視運動性眼振)検査とETT (eye tracking test：視標追跡検査)，水平垂直誘導の眼振記録について以下に示す．

OKN記録装置の原理と実際

半円筒型光学投射式OKN刺激装置の記録の実際

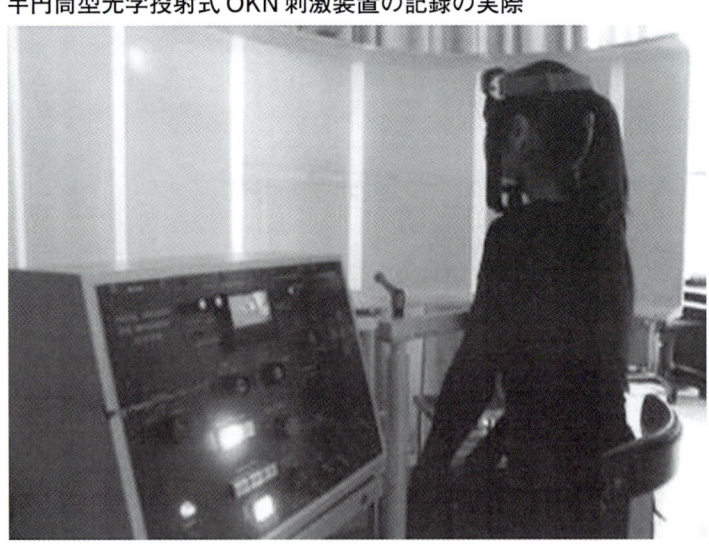

- 半円筒型スクリーンへの投光型で明るい縦縞の動きを追わせてENGに記録する(実際は暗所で行う)．
- OKNのしくみについては第2章1の「平衡機能の基礎・その3」(32頁)を参照．

眼球運動の核上性神経路

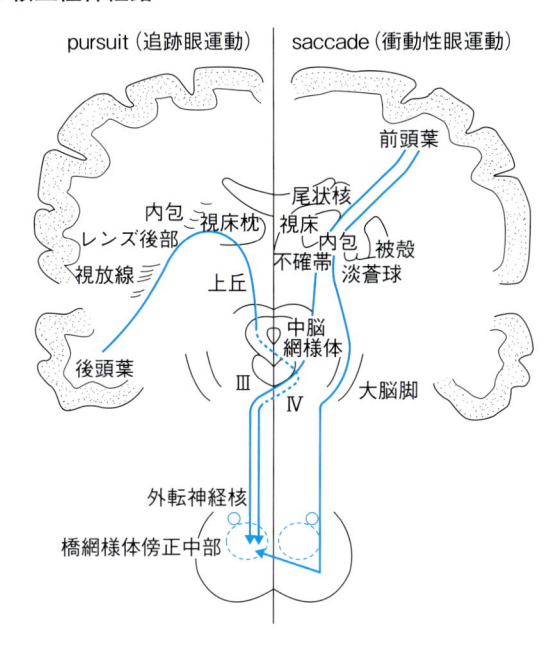

pursuit（追跡眼運動） saccade（衝動性眼運動）

前頭葉
尾状核
内包　視床枕　視床
レンズ後部　　内包　被殻
視放線　不確帯　淡蒼球
上丘
中脳網様体
後頭葉
Ⅲ
Ⅳ
大脳脚
外転神経核
橋網様体傍正中部

右半分は前頭葉中脳路，左半分は後頭葉中脳路を示す．
（清水夏絵：1985を筆者改変）

OKN記録

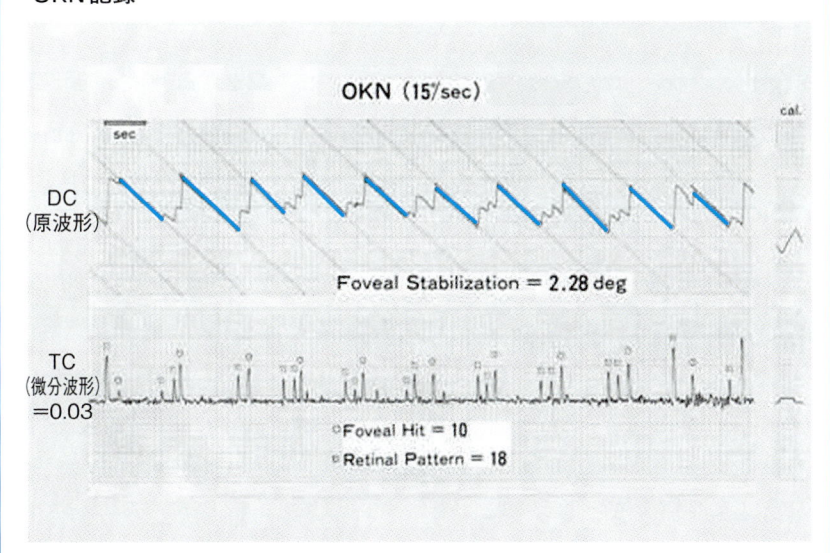

OKN (15°/sec)

DC（原波形）

Foveal Stabilization = 2.28 deg

TC（微分波形）=0.03

Foveal Hit = 10
Retinal Pattern = 18

- 迷路（内耳）機能喪失者のOKN．
- 色部分の「黄斑固視」(foveal stabilization) が悪い．「周辺視打数」(retinal pattern) も多い．
- 後部脳（脳幹，小脳）の機能低下により，視標の捕捉や追跡が悪くなるのが観察される．

ETT (eye tracking test：視標追跡検査) の実際

【検査法】
- スクリーン上，正弦波状に動く光点を追跡させる（顎は固定）．
- 上は右，下は左の水平誘導，色はターゲット．

ETT：その1

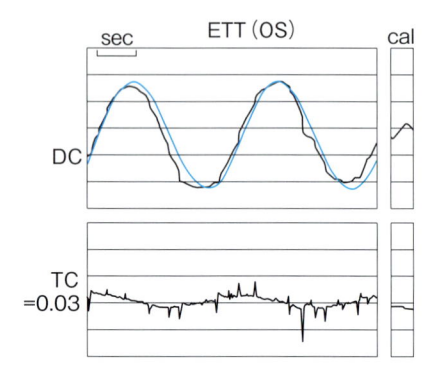

本例のような迷路（内耳）機能喪失者では黄斑（fovea）に焦点が合わず，jumbling が起こる．

ETT：その2

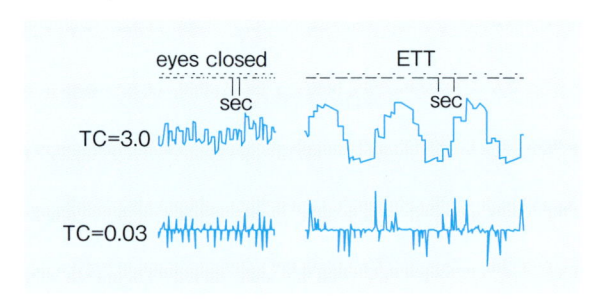

- ふらつきを主訴とする高齢者（89歳）のETT（右）．
- 階段状波形は小脳機能低下を示している．

水平・垂直誘導の眼振記録の実際（4ch）

水平誘導

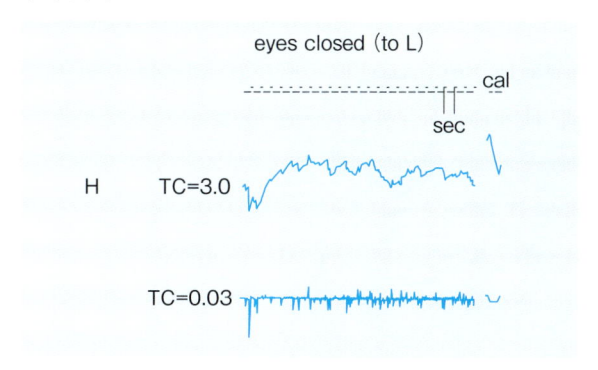

eyes closed (to L)

H　TC=3.0

TC=0.03

☞水平誘導（H）
電極を両側の外眼面に貼り，目の水平運動を記録する．

☞垂直誘導（V）
まぶたの上下に電極を貼り，目の垂直方向の動きを記録する．

- 閉眼時の自発眼振を示す．初期の聴神経腫瘍例（右耳）．
- 水平誘導のみであるが，左向きである．
- 本症例の詳細は，第4章5の「症例1」（138頁）を参照．

水平・垂直誘導

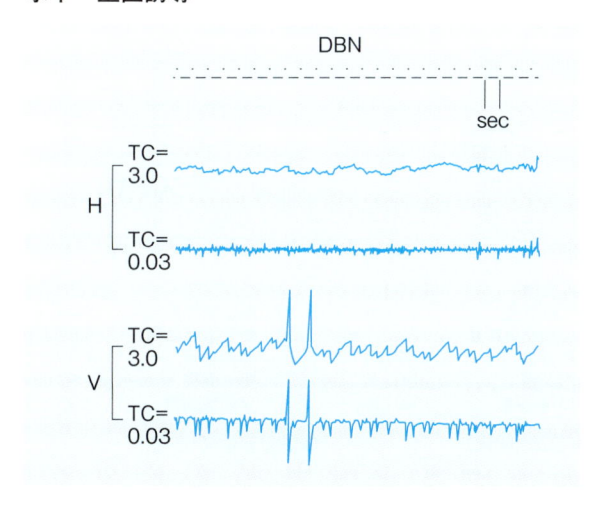

DBN

H [TC=3.0 / TC=0.03]

V [TC=3.0 / TC=0.03]

- 頸髄圧迫痕を示すめまい患者の下眼瞼向き垂直性眼振（down beat nystagmus：DBN）．Hは水平誘導，Vは垂直誘導を示す．
- 本症例の詳細は第4章6（142頁）を参照．

重心動揺計

　重心動揺計は患者を三角形のボード上に起立させて記録する．ヒトは「揺らぎ」の中で直立しており，本検査では重心の軌跡がプリントアウトされる．

重心動揺計（gravicorder）

記録装置（アニマ社製）

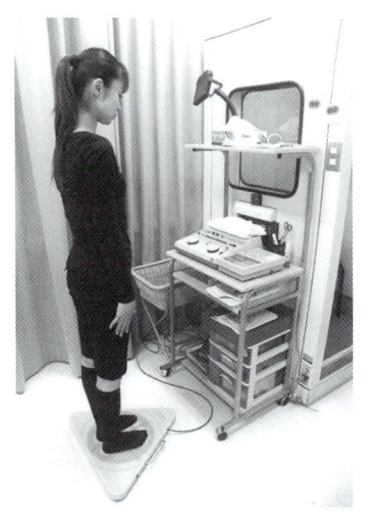

閉眼・開眼で各1分間記録する（机上右前がプリンター）．

記録の実際

79歳　女性　「左内耳性めまい」（診断名）
主訴：記録時「今日はよろける」と言う．

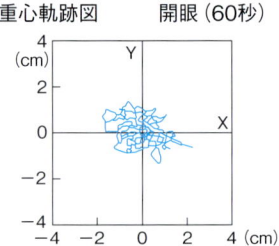

●重心軌跡図　　　開眼（60秒）

A：外周面積　　　　4.36 cm²
B：単位軌跡長　　　1.73 cm/s
C：単位面積軌跡長　23.84 1/cm
　　総軌跡長　　　　104.02 cm
　　矩形面積　　　　11.06 cm²
　　実効値面積　　　1.98 cm²

●重心軌跡図　　　閉眼（60秒）

A：外周面積　　　　20.23 cm²
B：単位軌跡長　　　5.24 cm/s
C：単位面積軌跡長　15.55 1/cm
　　総軌跡長　　　　314.52 cm
　　矩形面積　　　　51.53 cm²
　　実効値面積　　　7.93 cm²

●重心変位図（開眼）

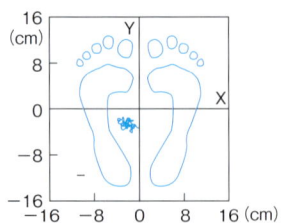

重心平均中心変位
　D：MX　−2.20 cm
　E：MY　−2.91 cm
重心中心変位
　X0　−1.99 cm
　Y0　−2.93 cm

●重心変位図（閉眼）

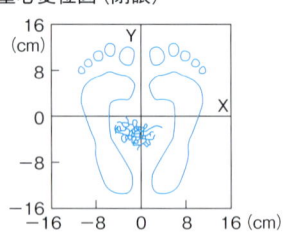

重心平均中心変位
　D：MX　−0.94 cm
　E：MY　−3.13 cm
重心中心変位
　X0　−0.73 cm
　Y0　−2.89 cm

- 上段は重心軌跡図．閉眼で内耳のアンバランスが反映され「揺らぎ」は増強する．
- 下段は足底図への投影図．重心は左へ偏倚していることがわかる．

NOTE
イチョウ葉エキス（GBE®）の投与によって重心動揺の改善が示された例は第4章8を参照（152頁）．

第2章 めまいの基礎講義

　本章は「めまいの基礎講義」と題して，内耳の構造や平衡機能などめまいを学ぶうえで基礎的な内容をできるだけ退屈にならないよう読み物風に仕立てた．内容は，筆者が東京大学在職中に一般読者向けにめまいについてわかりやすく書こうと思って執筆した『めまいの医学』（中央書院，1990年）を土台にしてリニューアルした部分が多い．

　同書は，何とその年の日本図書館協会選定図書に選ばれた．この本は一般読者に理解できるように十分砕いて平易に解説したつもりであったが，「二木君，あの本は誰を相手に書いたんじゃ？　むしろ，これからめまいを勉強しようという研修医に読ませたらいいんや！」と熊澤忠躬先生（筆者の先輩の関西医科大学耳鼻咽喉科名誉教授）から言われてしまい，開業して3年目にもっと砕いて『めまいの診察室』（中央書院，1998年）を第2作として出版した．一方でこの間，日本めまい平衡医学会の何人かの役員の教授たちから「地方の医師会などでおもに内科医を対象にめまいの講演依頼を受けたときに君のあの本を使わせてもらい重宝してるよ」という話も聞いてきた．

　一般的にいって，学者の書く「教科書」はその"基礎的理解"を与えるという点では不親切なものが多い．多少雑学的な回り道があっても，本章のような納得のいく基礎的理解が診断・治療の推進力になるものと考え，本章を第3・4章の"前座"に設定してみた．「めまいの診断学」はclinical physiologyとしての総合力が試される課程といってよい．本章がその一助となれば幸いである．

1 平衡機能の基礎

めまいを考えるうえで平衡機能への理解は欠かせない．そこで，まずはめまいの話を端的に理解する一助として，平衡機能の基礎について図をもとに解説する（「平衡機能の基礎・その1～4」）．

その後に雑学と実学が混じり合った豊富なコラムを散りばめながら，めまいの考えかたを述べる．4つの図解を適宜参照しながら読み進めていただきたい．

NOTE
- 耳は次の3つの部分に分けられる．
  ①耳介（耳たぶを含む）と耳の穴，すなわち外耳道を合わせた「外耳」
  ②鼓膜とその後ろにある3つの小さな骨のテコのつながり（耳小骨）とそれを取り巻く部屋である「中耳」
  ③そしてその奥に硬い骨（迷路骨包）で囲まれた「感覚神経の箱」である「内耳」
- このうち，内耳は聞こえを担当する蝸牛迷路とバランスのセンサーである前庭迷路とに分かれ，後者はさらに膨大部稜と平衡斑という2つの部分に分かれる．

☞ **膨大部稜（cupula）**
半規管（俗に3つあるので三半規管と呼ばれる）は指輪様になっており，宝石のある部分を「膨大部」という．この中にあるセンサーの中心をなす有毛細胞の束がせり出している部分を「膨大部稜」という．

☞ **平衡斑（macula）**
卵形嚢，球形嚢という袋の底の部分にある，サトイモの葉のような形をした「平衡斑」は，引力または直線加速度のセンサーの役割を担う．

平衡機能の基礎

平衡機能の基礎・その1：前庭迷路（内耳のバランスセンサー）の構造

【膨大部稜の構造】（左図）
頭が回転すると，指輪様である半規管が回転する．すると，図のピンクの部分は左右どちらかに動く．その上の白い部分には内リンパという水が充満しているので慣性で残り，青いゼラチン状物質（クプラ）は反対の方向に曲がる．毛束の曲がりは有毛細胞からの電気信号（発火）に変わり，神経線維の中を中枢へ向けて伝達される．

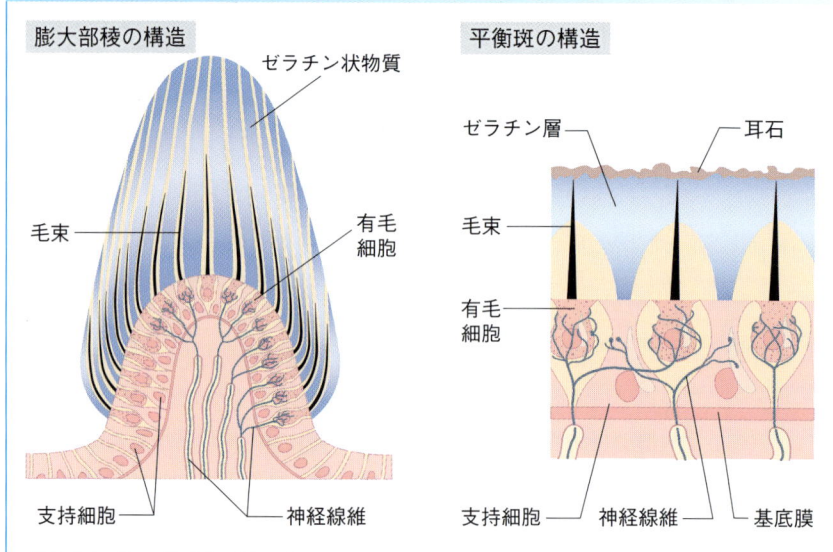

【平衡斑の構造】（右図）
炭酸カルシウムでできた耳石がのったゼラチン層の中に毛束が入っており，ピンクの部分が，ある直線加速度で動いたり，引力に対して傾いたりすると，耳石のある部分との間にずれが生じ，毛束が曲がる．すると，有毛細胞は発火して信号は同じく神経のたまり場である前庭神経核を経て中枢へ入力を伝える．

平衡機能の基礎・その2：体の平衡を保つ神経のしくみ

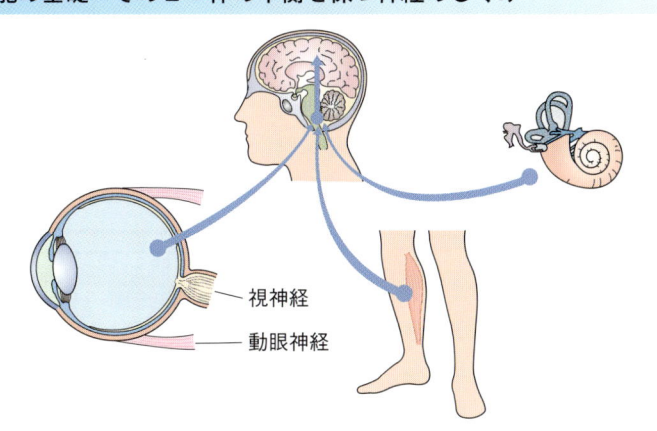

視神経
動眼神経

- この図は，ヒトまたは動物が，身体の平衡を保ったり，きちんとバランスを保って運動できるための神経のしくみを，3種類の「入力」に集約し，わかりやすくあらわしたものである．第1章(4頁)でも同義の図を示した．
- 1番目の入力は，視覚からの信号である．ヒトは「眼動物」といわれるほど視覚が発達しており，視野の隅から隅まで220度くらいをカバーできる．まず，自分が立っているのか横に寝ているのか，前進しているのか後退しているのか，右に行っているのか左に行っているのか，視覚情報は「視神経」(図の黄色の部分)を通していち早く脳に伝えられる．そして，まともに物を見て(固視)，体勢を立て直す作業は，図の左の眼球の上下の左右外眼筋(図のピンク色の部分)につながる「動眼神経」によって行われる．
- 2番目の入力は，図の右端の青色で示した部分，すなわち内耳(=迷路)からの信号である．頭がどのような複雑な動きをしようとも，その動きはこの地球上では，「回転角加速度」と「直線加速度」(引力もこのうちの1つ)という2つの運動パターンに整理することができる．「平衡機能の基礎・その1」での説明でもおわかりのように，迷路にはこの2つの運動に対するセンサーがきちんと備わっているのである．したがって，あらゆる動きに対応した信号が前庭神経核(3本の青色矢印の先端部分)を通じて脳に伝えられるわけである．
- 3番目の入力は，筋肉や皮膚，関節などに分布する細かい知覚神経網による信号で，「固有知覚」といわれるものである．主に脊髄の中を脳へ向け上行する．例えば，立っているか椅子に座っているか，また足の裏と殿部の皮膚からの信号はそれぞれ違うし，筋肉の伸び縮み，関節の曲がりぐあいなど，みな異なるが，それらを全部信号として脳へ伝える神経である．
- これら3つの「入力」情報が，中枢で統合・調整され，「出力」として出てくるのが「姿勢や運動におけるバランスの保持」のための指令なのである．

NOTE

- なにゆえ平衡に関する神経の生理学の知識が必要なのか疑う向きがあるかもしれない．しかし，左図に示す3種類の入力のうち，どこがおかしくても，身体のバランスはくずれ，「めくるめくやまひ(病)(めまい)」となるのである．
- われわれ治療に携わる者は，病気の局在を推定する作業，すなわち診断(検査)に際しては，いつもこの系全体を頭に入れながら行っている．「鼓膜が赤い．はい，中耳炎」というような簡単なわけにはいかないのである．

平衡機能の基礎・その3：眼球を動かす神経のネットワーク

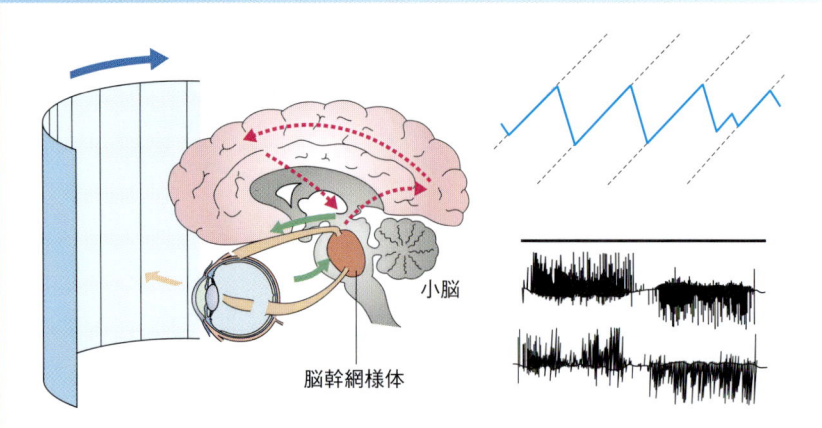

（図：小脳、脳幹網様体）

- 例えば，左右どちらの内耳が悪いか，半規管の機能を調べようとすると，温度試験，すなわち耳に水を入れて目の動きをチェックしなければならない．ただ，この検査によって左右の差を見る場合，あくまで「眼球を動かす神経のネットワークには異常がないものとみなして」という仮定がつく．そのネットワークが，図の茶色の部分「脳幹網様体」から眼球へ向かう緑色の矢印の部分である．

- 元来，この茶色の部分はバランスに関連する神経系の統合・調整の中心的な役割を果たす部分である．したがって，この場所の機能に異常がないかどうかをチェックする検査は，めまいの原因がはたしてこの内耳の障害によるものか，はたまた中枢などの障害によるものかを知るためにも大変重要なものとなってくるのである．

- さて，図のように眼前の円筒が右に回ると，カメラのフィルムよろしく右上向きの緑色の矢印のように信号が上がり，茶色の部分を通って大脳の中を赤い点線で示すように走り，左下向きの緑色の矢印（動眼神経）を通って，次から次へと線条（ストライプ）を固視する反射，すなわち「視運動性眼振」（optokinetic nystagmus：OKN）が出る（右図はその眼振の記録）．これをバックアップする「コンピュータ」が灰色のカリフラワー様に示されている「小脳」である．

平衡機能の基礎・その4：蝸牛のしくみと内リンパ

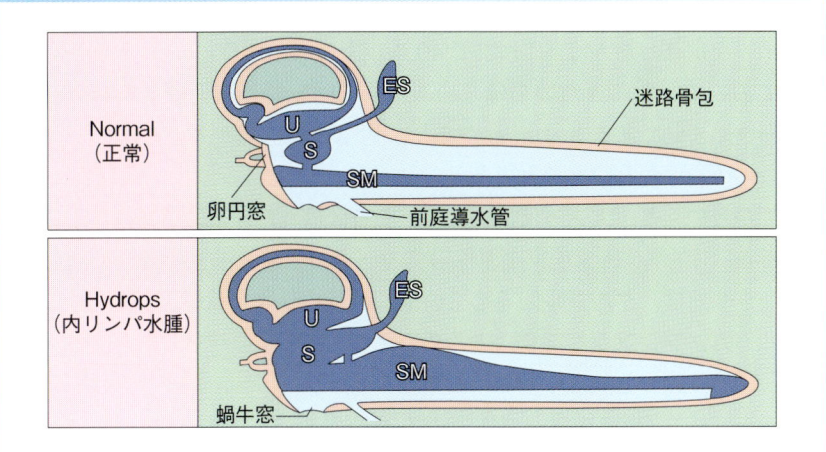

- 上図は「2回り半」あるヒトの「蝸牛」を平らに伸ばした略図である．肌色の輪郭は迷路骨包であるが，鐙形の骨のところは卵円窓，その下方の水色が緑色に接する円弧状の部分は蝸牛窓である．その右の水色が棒状に斜行している部分が前庭導水管である．右へ長く伸びている部分は，蝸牛管である．

- 上図のNormal（正常）から説明すると，水色は外リンパ腔，紺色は内リンパ腔である．SM（scale media）とあるのは「中央階」（蝸牛管）と呼ばれ，それより上の「前庭階」といわれる水色の部分とは「ライスネル膜」で境されている．横に伸ばしたSMには，左が高い音，右が低い音を聞く有毛細胞が分布している．Sとあるのは「球形嚢」（sacculus），Uとあるのは「卵形嚢」（utriculus）で，平衡斑が入っている．その上にあるリングは後半規管である．S（球形嚢）とSMは「ロイニエンス管」（ducts Reunience）で，SとUは「卵形嚢-球形嚢バルブ」で，SとES（endolymphatic sac）すなわち内リンパ嚢とは「内リンパ管」でそれぞれ交通している．

- 内リンパはSMで産生され，ESとその手前の内リンパ管で吸収される．この収支バランスが崩れると，下図のHydrops（内リンパ水腫）のように，内リンパ腔（紺色の部分）の膨隆・伸展が起こり，ヘルニア（臓器が本来あるべき腔から逸脱してしまう状態）ともなるのである．めまい発作は紺色の膜のどこかが破綻して起こるとされる．

> **NOTE**
> - もともと耳という器官は，人体の中でも最も複雑な装置であるといわれている．中耳と内耳を合わせてわずか $1.8cm^3$ の大きさでしかないのに，鼓膜に3つの耳小骨がつき，卵円窓，蝸牛窓という2つの第2鼓膜で内耳とつながり，骨迷路（迷路骨包）で境された空間には蝸牛迷路と前庭迷路という2つのはたらきの異なるコンパートメント（小室）がある．
> - その2つのコンパートメントはそれぞれ外リンパと内リンパによって満たされており，有毛の感覚細胞のみならず，耳石まで存在する．脳脊髄液腔とは前庭導水管で交通し，小脳を包む脳硬膜上には内リンパ嚢がある．さらに，鼓膜の後ろ上方には顔面神経が走り，味覚をつかさどる鼓索神経も中耳腔を走っている．

回転性めまい（vertigo）と非回転性めまい（dizziness）

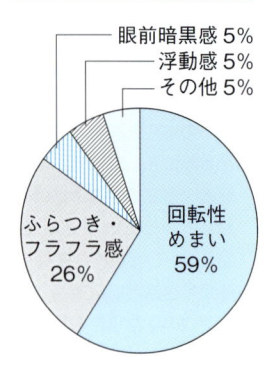

めまいを定義した人は，これまで40人以上にものぼるというが（安田公一），覚えておいていただきたいのは，めまいには回転性めまいであるvertigoと，非回転性めまいであるdizzinessがあり，専門医が「いの一番」に知りたいのは，どちらのめまいかということである．

なぜかというと，大ざっぱにいって，前者は内耳性めまいであるケースが多く，後者は中枢性やその他の原因によるケースが多いからである．もっとくだいていうならば，グルグル回るめまいは，びっくりはするが，まず死ぬことはない．一方，フラフラしたり，よろめいたり，立ちくらみをしたりするめまいのなかには，死の危険をもつものもあるのである．

参考までに，筆者の東京大学耳鼻科在籍時のある1年間（1990年）に出会った専門外来（前庭外来というが）でのめまい感の内訳を円グラフで示す（左図）．

☞東京大学前庭外来でのめまい感の内訳（1990年）
- 回転性めまい 59%
- ふらつき・フラフラ感 26%
- 眼前暗黒感 5%
- 浮動感 5%
- その他 5%

column ❶

めまいの語源とその分類：目は「舞う」のか「回る」のか

20数年前，「めまいの治療」シンポジウムのおりに，故 福田精岐阜大学名誉教授が紹介してくださったエピソードがある．つい100年ほど前には，精神障害者に対する治療として，患者を回転椅子に縛り付け，グルグル回したという．こうすると，「誘発性めまい」が起こり，同時に患者は激しい嘔吐にみまわれる．精神障害者には心に悪魔が憑いており，彼ら悪魔は「めまいに弱い」ので，この治療によって悪魔が逃げ出すという原理である．それまで何ごとかわめいていた患者はぐったりしてしまうであろうし，それで悪魔を追い払ったとしたのであろうが，事実は激しい乗物酔い状態による疲労困憊が与えられただけなのである（めまい患者は善人？）．

このように，悪魔も恐れるめまいとは，古来どのように定義されてきたのであろうか．語源学的探索の定石どおり，ギリシャ語をたずねてみると，驚くなかれというか，やはりというか，今日的な意味の2つのめまいを分類して用いているのである．すなわち，1つはδινος（dinos：ディノス）で，渦巻きのようにグルグル回る感じの場合に使われ，もう1つはσκοτος（skotos：スコトス）で，ふらつきや眼前暗黒感をあらわすのに用いた言葉だという．前者はラテン語vertere（to turn）を介して，英語ではvertigoになったが，この回転性めまいをあらわす言葉は，ヒッチコックの映画の題名としてそのまま使われている．後者は英語ではdizzinessであり，非回転性めまいをあらわす医学英語として使われている．ただし，英語圏の患者は，たとえvertigoであってもdizzinessまたはI'm dizzyという．

この2種類のめまいをあらわす言葉はフランス語にもイタリア語にもロシア語にもちゃんとあるが，面白いことにかの誇り高きドイツ語にはvertigoに相当する単語がなく，dizzinessに相当するSchwindelしかない．やむをえず，後出の高名な「めまい学者」であるBárányは，めまいを「昏迷の感覚」などと，わけのわからない定義をしているのである．時に1908年，これが近代最初のめまいに対する定義である（安田公一）．

わが国ではどうであろうか．驚いたことに，934年ごろ出された源順の『和名類聚抄』第2巻にすでにちゃんと記されているのである（次頁図）．「眩，懸也，目所レ視動乱如レ懸レ物, 揺々然不レ定也」（眩ハ懸ナリ．目ノ視ルトコロ動乱シ，物ヲ懸ケタルガ如ク，

揺々トシテ定マラザルナリ）とある．これはわが国で1番古い定義として教科書などにも引用されているが，筆者が興味をもったのは，小文字の注である．同門の先輩で，この辺の蘊蓄にかけては，右に出る者のいない故 村主好弘博士より，眩は「女久流女久夜万比」（めくるめくやまい）となっており，めまい（女万比）の原形であろうとの教示を受けたのである．後出の『徒然草』第109段の表現も同じように「目くるめき」とある．『奥義集』（1534年）には「風眩」と「気虚眩」と二種あると記されているが，後者はどうやら意識消失発作も含んでいるようである．

　これが，時代を下り『病名彙解』貞亨3年版になると，「眩暈（＝眩冒）」「目ノマウ事也．或ハ眩運トイヒ，或ハ眩冒ト云．眩ハ其ノ黒ヲ云．暈ハ其ノメグル転ズルヲ云．冒トハ其ノ昏ヲ云．運モメグルトヨメリ，皆一ナリ，目ガマヘバメグルヨウ（……）ニテ昏（△）ナル（△△）ヲ以テ也……」とあり（渡辺勵），今日，われわれが用いているめまいの漢字表現である「眩暈」に達する．さらに，もう1つ興味深いのは，もうすでに傍点（丶）を打ったように，「女久流女久」ではなく，「めまい」に近づき，「マウ」「マヘバ」となっていることである．

　めまいを起こしている患者の目を内科医の先生方が往診のおりなどにのぞき込むと，特殊な律動的（周期的に繰り返される）運動である眼球震盪（眼球が揺れ動くこと．以下略して「眼振」）を観察できることがある．筆者などは学生たちに対する講義などで，「目が舞う」のだと説明して印象深くしようとしたこともあるが，はたして，この「マウ」「マヘバ」は「舞う」のか「回る」のか問題となろう．ところが，その答えは意外にも先の引用文の中にあった．先の引用文ではvertigoを示す語として，印傍点を「メグルヨウ」に打ち，dizzinessを含む表現として「昏ナル」に△印傍点をふったが，前者はまさに「舞う」ではなく「回る」ことを指している．

　この点についても前出の村主博士の明快な解説を紹介しておきたい．すなわち，めまいではなく，「め＋まい」であって「めまひ」ともいわれたが，「目まい」であって「眼まい」ではない．目は結び目，骰子の目，網の目，目立つ，目くばせ……などと並び，眼の古形である，まぶた，まなじり，まぶしい，まばたき，まゆげといった系列とは異なる．また，「まい」は「舞い」でなく，回る（＝転）の意である．実際，東京都羽村市にある「堀兼の井」は日本最古の露天掘り井戸で，平安時代にまでさかのぼる史跡だが，この井戸は螺旋状歩道を下って行って中心の井戸で水を汲む方式で，別名「まいまいずの井」と呼ばれている．さらに，同じく螺旋状に回るものとしては，「まいまい」「まいまいつぶり」といわれる蝸牛も参考になる．また，『源氏物語』の「朝顔」には「童女おろして，雪まろばせしせさせ給う」とあり，「転ろばす」の意である，という．

　最後にしめくくりとして，めまいに対する最新の定義を掲げておきたい．

　「めまいは，静止時あるいは運動中に，自己の身体の空間に対する定位が，そのあるべき状態と異なっていると感じ，不快感を伴ったときに臨床的な訴えとして成立するものである」（渡辺勵，1982年）．

わが国のめまいの語源を示す資料
『和名類聚抄』（大蔵省印刷局版）

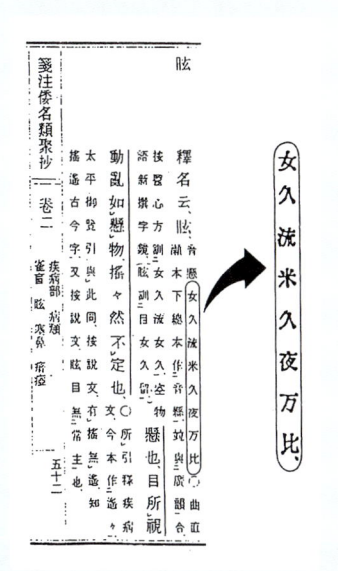

1．平衡機能の基礎

平衡を支えるシステム：内耳のはたらき

前項の「column ①」の末尾に掲げためまいの定義のなかに，「不快感を伴ったときに」とあるが，確かに身体の平衡を支える神経の系統に異常が生じたために起こるめまいは多くの場合，不快感を伴う．それに対し，この神経系統に異常のない人が意図的にめまい刺激を受けた場合には，むしろ快感とスリル（不快感にまでは至らない異常感）を感じるものである．

それでは，身体の平衡を支える神経の系統とはいったい何なのか．それを説明するのは大変複雑で，詳しく述べれば本書の何倍もの紙幅が必要になってしまうが，短くいえば，次のように言えようか．

すなわち，身体の平衡を保つための入力信号は，目からのものと，内耳からのものと，筋肉や関節からのものとの３つに限られている．これらから入ってきた信号が，後頭部にある脳幹・小脳といわれる場所で統合・制御され，さらに高位中枢の指令を受けつつ，「立ち居振舞い」がちゃんとできるように信号が出力されると理解していただければよい（「平衡機能の基礎・その３（32頁）」参照）．ここでは内耳にある信号を発する場所について述べる．

◯回転角加速度センサー：遊園地のティーカップから

遊園地にあるティーカップは，急に激しく回ったり，ゆるく回る大盤の上でしばらく止まったりする．回り始めても止まっても心地よいめまい感はあるが，そこで乗っている女性が軽く目をつぶったとしよう（こうすると，視覚の影響をシャットアウトできる）．もし観察力の鋭い友人が彼女の前に座っていたとしたら，まぶたの下で眼球がピクピクと横に動いている（これを眼振という）のを観察できるはずである（往診の際にこの現象を観察するのは，内科医にとって大変重要である）．このメカニズムは以下のとおりである．

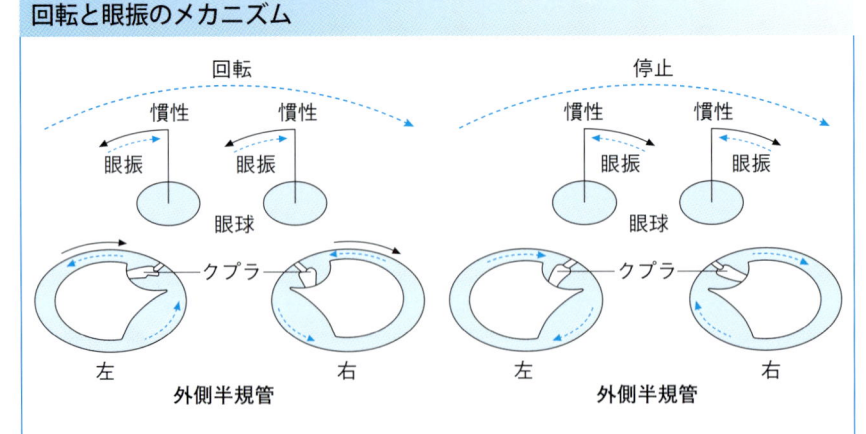

回転と眼振のメカニズム

ティーカップに乗っている彼女の鼻が図の上方にあるとすれば，頭の上から見ていることになる．図の左側のようにティーカップが回転しはじめたとすると，左右の外側半規管も外側の黒矢印のように回転するが，慣性は残ろうとして逆方向に働くので，外側半規管内の内リンパは青色点線矢印の方向へ流動する．右半規管の内リンパ流はアンプラ（膨大部）へ向かう

> **NOTE**
> - 耳の奥に「三半規管」があるという説明は若い人には不要かもしれないが，今少し蛇足を加えてみたい．
> - この器官のおおもとは何かというと，魚の体側を点線状に走っている「側線」である．クラゲやカニにはこの側線はない．３つある半規管とは前半規管，外側半規管，後半規管で，それぞれx・y・z面で90度に直交するといわれていたが，最近のCTやMRIによる分析では必ずしも90度ではないようである．また，それぞれは人間の身体の中では歯のエナメル質に次いで硬いといわれる骨迷路で厚く保護されている．
> - その中には膜迷路で境された内リンパという水が入っており，その感覚器としての構造は膨大部（アンプラ）内の膨大部稜（クプラ）の有毛細胞が担当している（30頁の「平衡機能の基礎・その１」参照）．

流れとして屈曲させられ，一方，左半規管ではアンプラから逃れる流れとなる．さて，ここで回転中眼振は右のほうへ打っているが，これで正しいのだろうか．

次にティーカップの回転が止まったような状態になったとしよう．右側の停止の図で見ると，慣性は右方向へもっていこうとするので，内リンパの流動は，左半規管では向かう流れとなり，右半規管では逃れる向きになるが，回転後眼振は左に打っている．この点についてはどうであろうか．

こうした疑問について説明したのが，フランスのStrasbourg大学の生理学教授であったEvald（1848～1921年）である．彼の第1法則によれば，外側半規管では，向かう流れが逃れるものよりも強い刺激効果をもち，前半規管ではこの逆になる．さらに第2法則によれば，眼振はより強い刺激の方向に打つものである．したがって，図の眼振の矢印は正しいことになる．

Evaldはこの実験に下図のような「空気ハンマー」を考案し，それを用いて内リンパに動きを生じさせたのだが，用いた動物はハトであり，頭振によって容易に眼振を観察しえたのである．鋭い洞察力は普遍性をもつものだとつくづく痛感させられる．

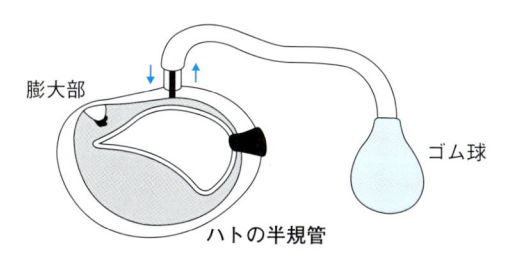

Evaldの空気ハンマー
生理学者Evaldがハトの内耳の半規管を用いて行った実験装置．灰色の部分が内リンパ（液）．黒い部分で遮断して，ゴム球を押したり，離したりすると，膨大部のクプラが屈曲する．そうすると，ハトが頭を動かすしくみ（頭振）．

◯直線加速度センサー：ブランコの快感から

幼稚園の園庭にブランコがないと，時計台のない大学のようで様にならない．実際，園児や小学校低学年生はブランコが大好きである．大人になっても若い人は遊園地のジェットコースターや数々の絶叫マシーンなどというものが好きで，人気を集めている．

この快感の秘密は，専門用語で言うところの「直線加速度刺激」である．むかし理科で習ったニュートン力学にしたがっていえば，物の動きをあらわすエレメント（要素）は，質量と時間と加速度であるが，この加速度には回転角加速度と直線加速度の2種類しかない．前者を感知するセンサーを半規管の膨大部稜（クプラ）とすれば，後者のセンサーは，その近くに位置する卵形嚢斑と球形嚢斑（平衡斑）である（「平衡機能の基礎・その1, 2」参照）．

言ってみれば，内耳はどのような動きにも対応できる2種類のセンサーを

もっているというわけである．頭の動きの知覚信号をいち早く脳に送られなければ，身体の平衡維持や運動は不可能である．先に述べた3つの入力信号のうち，いちばん大切なこの信号発信器を自らの取扱い領域にもっていることから，耳鼻咽喉科医がめまい患者に対応するようになったのである．ちなみに，日本めまい平衡医学会学会の会員1,800余名のほとんどが耳鼻咽喉科医である．

　さて，ブランコやフライングカーペットなどの刺激を快いと感じるのは，主にこの平衡斑に加わる直線加速度の律動的（周期的に繰り返される）変化が左右方向に「ずれの力」を生じ，有毛細胞が発火することによるものだと説明できる．もともとこの器官（耳石器）は，魚の側線から発達した半規管よりは原始的で，源はクラゲの平衡胞に求めることができる（左図）．クラゲが波の中でもひっくり返ったままでいないのは，このようなセンサーをもっているからである．ところで今，原始的と言ったが，神経学では原始的なものほど基本的なものであり，個体にとって早くから必要になるものである．赤ん坊が「高い高い」でキャッキャッと喜び，園児がブランコに夢中になるのは，耳石刺激のほうが早くから必要であるからかもしれない．そして，後述するように，夢中にさせているのは，園児の運動神経の発達にとって不可欠の「訓練」だからである．

　さて，直線加速度といってもいろいろあるが，重力（1G）もその1つで，地上にいるかぎりいつも加わっている．電車や車のブレーキ，アクセル，エレベーターの上下などもみな，直線加速度の変化である．なかでも幾多の研究者を悩ませてきたのは遠心力であるが，これについて「column②」で述べる．

☞クラゲの平衡胞
有毛細胞
平衡石
平衡胞

column ②

直線加速度に関する研究の歴史

　ヒトを回すと，回転角加速度のほかに遠心力が加わり直線加速度刺激を生じる．それが半規管に感受されないはずはないとの考えかたから，高名な学者によりいろいろな説が唱えられた．例えば，クプラと内リンパの比重の違いでクプラが曲がる（Telbraak, 1936年）とか，加わった力で膜迷路の管が骨の管に寄せられるときに感受される（Lorente de No, 1931年）とか，内リンパ流が内リンパ管へ向かって感受される（Magnus & de Klein, 1921年）とかいったものであった．

　こうしたなか，「遠心力を極力抑えた，直線加速度刺激を生じさせる装置はないものか」と，頭を悩ませていたロシアのレニングラード大学のVojacheck教授は，日ごろの「船酔い」の研究のなかからすぐれた装置を考え出した．これが平行ブランコとでもいうべきパラレルスイング装置である（次頁上図）．彼はこれを用いて被検者に「船酔い」を起こしえたが，耳石器の反応の仕方がずれの力でなくて，毛の部分が伸びたり縮んだりした提灯のような図で説明しているが，これは，当時の研究レベルからしてやむをえなかったであろう（1938年）．

　この装置を導入して，その後の論争に終止符を打ち，現代の概念に仕上げたのは，オランダのJongkees教授であった（1946年）．すなわち，1つの器官が回転角加速度と直線加速度の両方には感応しないこと．その「1つの器官」とはとりもなおさず耳石器のことであり，重力，遠心力および加速された直線運動のいずれの直線加速度にも対応するというものである（次頁下図）．これは現代にも引き継がれている提唱である．

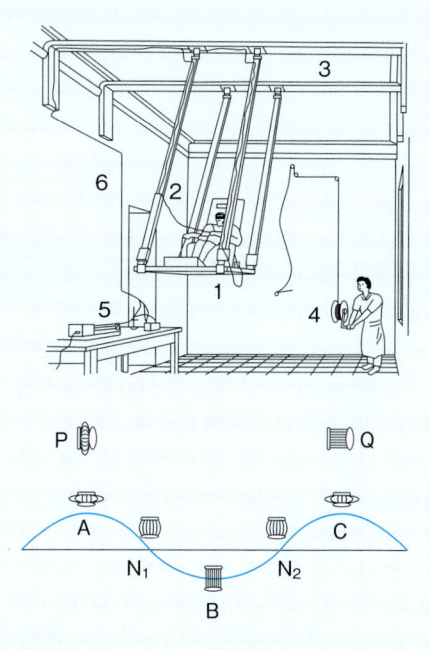

Vojacheckのパラレルスイング装置
ブランコを壁まで引っ張り，掛け金を外すと，目隠しした被検者が前後に揺すられ，それを反復しているうちに「船酔い」状態になる．下の図は，その振動のおりに耳石器（2つ）に加わる力の入れかわり方を模式化して書いてある．

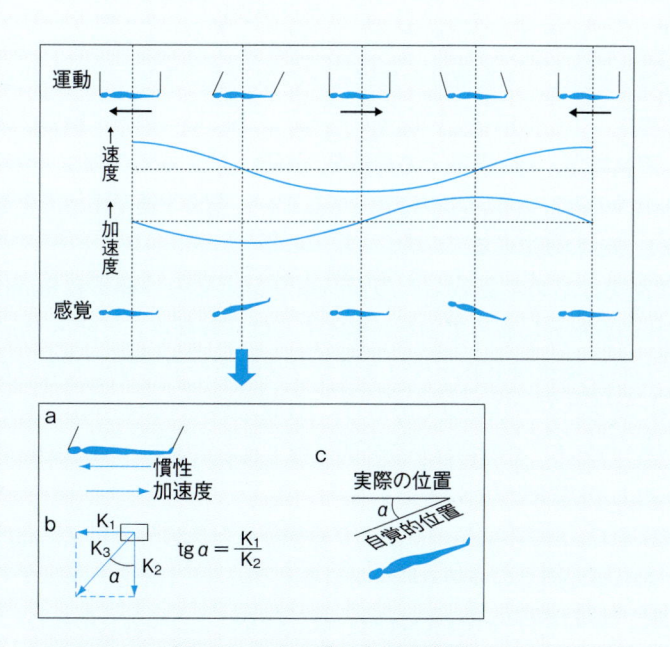

Jongkeesのパラレルスイングとその説明図
被検者に加えられる運動は上図の「運動」のようなものだが，一往復の間の速度と加速度は上図中段のように変わり，台上の被検者は「感覚」のように感じる．下図はそれを物理学的に説明してみたものである．

$$tg\, a = \frac{K_1}{K_2}$$

2 姿勢反射

内耳信号をサポートする「姿勢反射」

　36頁で述べたティーカップのくだりで，乗っている女性には軽く目をつぶってもらったが，それには理由がある．もし，彼女が目をあけていたとしたら，回っている外界の映像は彼女の網膜上を猛スピードで動くことになる（この刺激を「視運動刺激」という）．右へ回っているとしたら，目をつぶっている場合は右への「回転中眼振」が解発されるが，目をあけるとただちに視運動刺激が加わって，右への「視運動性眼振」が引き起こされ，彼女の目は回転中眼振と視運動眼振との加算効果により，より大きく動くことになる．この辺の原理や病気との関係についてはここでは述べないが，要するに，視覚からの入力信号は平衡神経系の3つの入力信号のうちの1つなので大変重要だということをここで理解いただこうと思う．

　フラフラと歩いて診療室までたどり着いた患者に，「はい，立って目をつぶってごらんなさい」と医師が言う．目をつぶった患者は上体が傾きよろけ倒れそうになり看護師に抱き止められる．このとき，医師はカルテに「Romberg現象：陽性」と記すが，その原理はどういうことなのであろうか．

　この人は31頁の「平衡機能の基礎・その2」でいうと，右側の内耳からの信号がだめか，下の筋肉からの信号がだめか，あるいは両方に障害があると疑われる．それゆえ，目からの入力信号を「閉眼」によって0にしてやると，入力信号は1つのみ，あるいは0になってしまい，全く平衡が維持できなくなってしまうというわけである．

　この症例をはじめて記載したのがベルリン大学の神経学者Rombergで，1840年代の教科書に載っている．タイトルは『脊髄癆』（Tabes Dorsalis）であるが，これは梅毒（1490年代にコロンブス船団がアメリカ大陸の先住民を介し欧州に持ち込んだ病の果てであり，10年も経たずにわが国にも感染が広がっている）のために脊髄神経が横断的に冒される病気で，15世紀に欧州に伝わった梅毒の最初の医学的報告である．

　それによれば，「この病気のはじめから患者は目を自分の足元に向けるようになる．もし彼が直立の姿勢で目を閉じるように言われると，彼はすぐよろめきふらつく．彼の歩行の不安定は，暗いところではさらに強くあらわれてくる．（中略）患者は視覚の必要性がますます高まり，目を閉じると座っていても身体が揺れ始める．ある例では床に滑り落ちた」などと詳しく述べてある．このような極端な例は，入力信号が脳に上がらないだけでなく，筋肉への指令も断たれてしまうために起こるものである．

「足踏み検査」と「遮眼書字法」：目隠し鬼ごっこと福笑いから

それでは，正常な人が目をつぶったらどうであろうか．ここで，子供のころの遊びでほとんどの人が経験しているであろう「鬼さんこちら」と，正月の「福笑い」を思い出していただきたい．目の前にいるのになかなかつかまえられない鬼や，奇妙な配置の目や鼻をもったおかめの顔は愉快なものであるが，いずれも閉眼での動作が基本になっている（耳鼻咽喉科医なので老婆心からひとこと言わせていただくと，「鬼さんこちら」は聴こえの正常な子供はステレオで方向がわかるが，難聴の子供にとってはかなり残酷なゲームである）．

さて，これらを医学にとり入れ，「足踏み検査」「遮眼書字法」という立派な検査法に仕立てあげたのが，Fukuda（世界の教科書に出ているのでこう書く：先に述べた福田精岐阜大学名誉教授）である．

「足踏み検査」は以前「歩行検査」といわれており，目隠しをした被検者を歩かせ，何歩でどちらの壁に接したかをみていたが，めまい平衡失調のある人には不安を与えるのみであった．そこでFukudaは，診察室内の床に円を描き，ここで100歩足踏みをさせる「足踏み検査」を考案した（図2-1）．

この検査では，①歩行失調の有無，②患者の身体の位置の偏倚（かたより），③体軸に対してどれだけ回転したか，の3つがわかる．Fukuda's stepping testとして世界的に有名な検査法である．原法は100歩であるが手狭な「診察室」では，50歩でよい．特に内科の先生にとっては，きわめて重要なチェックポイントになると思う（図に「目隠し」とあるが，閉眼させるだけでよい）．

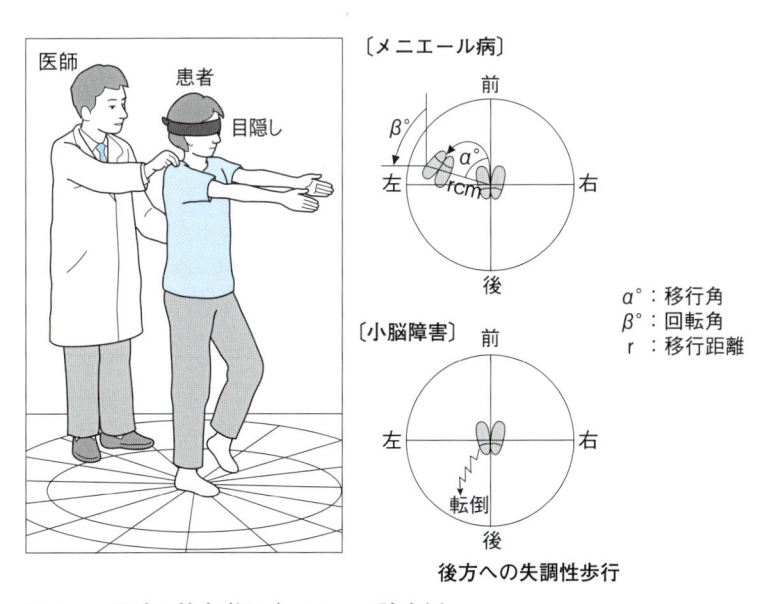

図2-1　足踏み検査（福田）でわかる障害例
被検者に目隠しをし，両手を水平に上げさせて指先もピンと伸ばさせ，円の中心で100歩足踏みさせる．右の図は，その両足の軌跡を上から見た記録．

もう1つは，「遮眼書字法」（Fukuda's vertical writing test）である（図2-2）．これは，まず目隠しの前に自分の名前を縦に楷書（外国人ではアルファベット大文字）で書かせ，あとは目隠しをしてその右側へ5回同様に書かせ，3番目に書いたものを代表例として，①震え（失調）の有無，②画（かく）の接点が離れていないか（失調）の有無，さらに，③字並びの偏倚角とその方向を見る，すぐれた検査法である．特別な装置は一切必要でなく，目隠し用の手ぬぐいとマジックインキと用紙があればよいというのは，特にすぐれている点であるといってよい．用紙は新聞紙上下に2つ折りの大きさで，急ぐときには「開眼」「閉眼」の各1つでよいが，「手の震え」を観察することが，大事である．この福田の「遮眼書字法」が生まれたエピソードを「column③」で述べる．

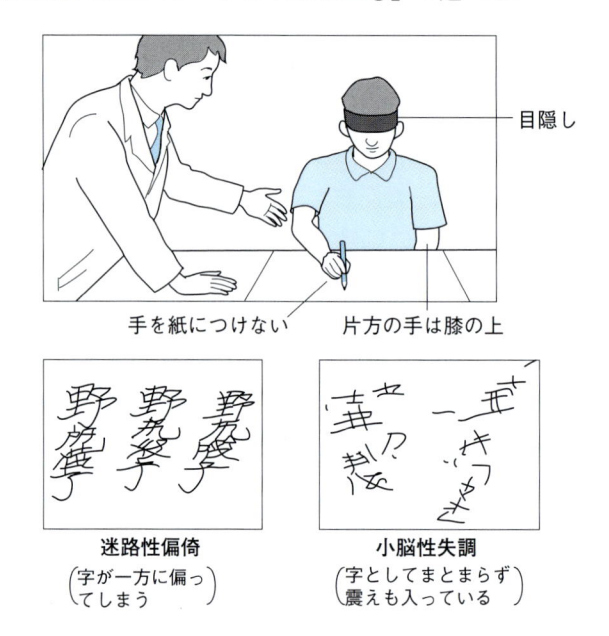

図2-2　遮眼書字法（福田）でわかる障害例
検査のおりには，目隠しのほか，利き手でないほうは膝の上に置き，机に手をつかないようにする．利き手は，習字の要領で紙につけないようにさせ，縦に自分の名前を5回書かせる（書き始めは医師が手をもっていってやる）．下図はその実例．

column ③

福田「遮眼書字法」誕生秘話

明治時代の東京大学第二外科には四人衆といわれる俊秀がおり，その1人，岡田和一郎はドイツ留学で当時やっと成立したばかりの耳鼻咽喉科学を修め，1899年初代の東京大学耳鼻科教授となった．同じく四人衆の1人，和辻春次はその2年後に初代の京都大学耳鼻科教授に就任した．どうやら東大，京大両耳鼻科教室のルーツは同一であるといえよう．

京大の二代目教授は名にし負う「雷オヤジ」星野貞次であった．彼はスウェーデンのUppsala大学（欧州で2番目に古い大学）のノーベル賞受賞者Bárány教授のもとに留学し，今日でいう平衡神経科学の手ほどきを受けた．洋行帰りの星野は小脳に関する研究

をわが国で発表したが，当時は「小脳なんて」と嘲笑する者がいたくらいのものだった．

　福田精は森本（後出）より1年先に京大医局に入局したが，高等学校時代，柔道をやっていた．教授室に呼ばれて星野から「Magnus（マグヌス）」の姿勢に関する分厚い生理学書を手渡され，「おまえは柔道をやっていたそうだが，柔道の受け身はけがをしない．なにゆえかを研究して学位論文にまとめよ」とのご託宣だったという．

　「Magnus」は分厚く難解で，研究の手がかり，とっかかりはまったく得られないし，悶々と悩んでいた福田は，ある日，勤務先（和歌山県）の外来を抜け出し，近くの飲み屋で昼酒をあおっていた．酒がまわるにつれ，かの憎っくき雷オヤジ，星野貞次めと彼の名をこぼれ酒で書くうちに，字がまっすぐ書けず偏ってしまう．もう一度書いてみても曲がってしまう．はたと膝を打った彼は，今度は目をつぶって書いてみる．すると，なおさら偏倚する．「よし，これでいける！」と考えて研究を始め，先に紹介した遮眼書字法を世に出したというエピソードがある．

　しかし，福田は遮眼書字法や足踏み検査を世に送り出したのに留まらず，これから説明する姿勢反射や，迷路性筋緊張，訓練効果など，弟子の檜学（元島根医科大学学長）とともに，次々とユニークな学説を発表していったのである．

平衡維持メカニズムとしての姿勢反射：「風神雷神図」の描写から

　身体の平衡や運動をつかさどる平衡神経系のどこかに異常が生じると，それはめまい，ふらつきとなってあらわれる．身体の平衡維持には，無意識ではたらくいくつかの神経の連関（ループ）（これを反射と呼ぶ）が不可欠だからである．

　ヒトの姿勢を保つ反射を総称して「姿勢反射」というが，すでに20世紀のはじめのころに，大生理学者シェリントン（1906年）や前出のマグヌス（1924年）によって，大金字塔のような体系づけがなされ，その後の生理学は，電気的方法でそれを詳細に分析したにすぎないとまでいわれるくらいである．例えば，シェリントンが好んで用いた除脳ネコ（脳幹と大脳の間に切断を入れたネコ）では，定形的な姿勢反射が得られる（図2-3）．

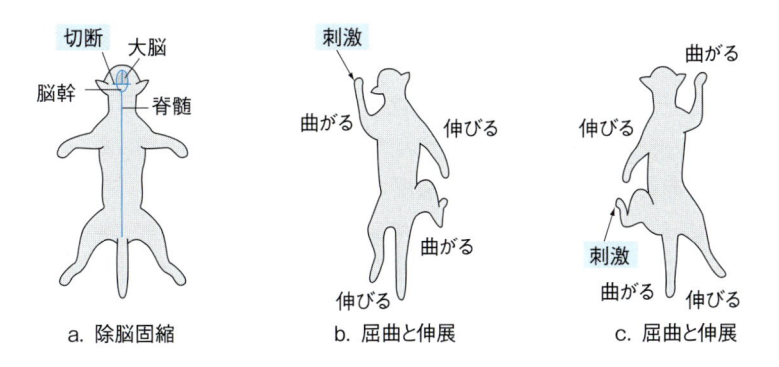

図2-3　除脳ネコの姿勢反射
大脳と脳幹および脊髄にメスを入れて切り離すと，ネコは四肢を突っ張ったこちこちの姿勢をとる．これを除脳固縮という（a）．このネコの左前足を曲げると，背骨の中央を中心として対角線的に同じ反射が起こり，右後足は曲がり，右前足，左後足は伸びる（b）．反対に左後足を曲げてやると，その逆の反射が起こる（c）．

ところが，マグヌスなどによって，ヒトでは病的で特殊な場合にみられるといわれてきた「病的反射」が，実は健常成人でも潜在的に存在することをつきとめたのは福田のすぐれた業績の1つである．物ごとをトータルにみようという彼の精神と鋭い観察眼は，スポーツの姿勢や芸術の表現を洞察することによって，姿勢反射こそが『運動と平衡の反射生理』（彼の名著のタイトル）の根幹であることを喝破したのである．

さて，読者の中には，本項のタイトルを見て，めまいの話がなぜ俵屋宗達の描いた「風神雷神図」と関係するのかいぶかる向きもあるかもしれないが，その理由を以下に述べる．

図で見る正常な姿勢反射

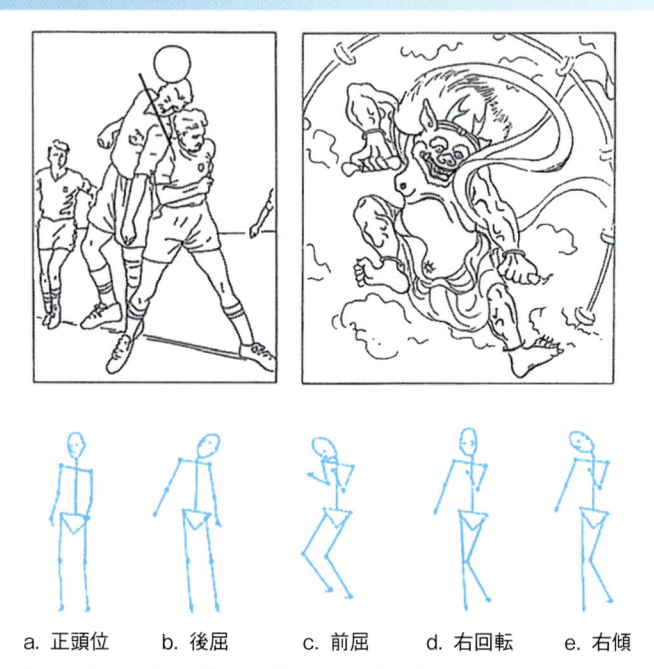

a. 正頭位　　b. 後屈　　c. 前屈　　d. 右回転　　e. 右傾

（福田 精：運動と平衡の反射生理．医学書院，1957）

上図において，例えば姿勢反射の1つである頸反射をとってみても，aは通常の姿勢（正頭位）であるが，bのように首を後屈させたらどうであろうか．両手，両足は伸展する．これは逆さに見るとダイビング中の姿勢である．cのように首を前屈させたらどうであろうか．福田は先ほどの名著『運動と平衡の反射生理』中に土俵際で相手にしがみつきこらえている力士の写真を載せている．dとeは首を回しても傾けても，その顎の向いたほうの手足（jaw, limb）は伸展するが，後頭部に向いているほうの手足（skull, limb）は屈曲するという姿勢反射があらわれる．図上段左のスポーツ中の絵は同書中にある写真から起こしたものであるが，上段右の「風神雷神図」に見る姿勢同様，まさに説明もいらないほどの事実が端的にあらわれている．ちなみに，彼の観察はスキーの姿勢（腰反射）からボート漕ぎの足指（足底反射〜バビンスキー反射）にまで及んでいる．

知らず知らずの「姿勢反射」の調節：狂言「船渡し婿」から

鼓膜のうしろの中耳腔の，さらにうしろの部分を内耳というが，別名は「迷路」（labyrinth：ラビリンス）ともいう．迷路はどんなはたらきを通じて姿勢の保持に役立っているのだろうか．

ここでもまた，福田の業績を紹介しなければならない．彼の退官記念号（英文）の冒頭の論文は，狂言「船渡し婿」から説き起こしている．妻の実家へ酒を届けるため，琵琶湖を小舟で渡っていくが，酒好きの船頭にしつこく酒をせびられ，ついに婿もいっしょになって全部飲んでしまうというストーリーだそうである．

まず右図のaに見るように，船頭が櫂を押して漕ぐときは腕を伸ばし，上体を前に傾け，下肢は屈曲しており（姿勢反射により），船全体は向かって左に傾くので，乗客である婿の頭（迷路のいれもの）も左方向へもっていかれるが，ここで static な（姿勢を保持する）迷路反射が起こり，婿は上体を船底傾斜とは反対のほうに向かって，右方向に傾ける．このため，2人の体軸はそれぞれ反対方向へクロスする．

次いで，bのように船頭が櫂を引くときは，下肢と腰は伸び，上肢は屈曲して（姿勢反射），重心は向かって左方向へ移り，船底も左方向へ傾くので，婿は static な迷路反射にしたがって左方向へ体軸を傾ける．かくして b は a と対称的な体軸の交差となり，この繰り返しの所作により，船はあたかも木の葉のごとく，琵琶湖の水面を観客のほうに向かって前進してくるのである．

福田は日本の古人の観察眼の正確さに感嘆をこめつつ，この狂言を学問的に説明したが，彼はさらに「同じような対称的な姿勢は日常的に観察できる」として，街角を曲がるバスの運転手と乗客の写真を載せている（右図）．運転手は右方向へカーブを切っているが，遠心力は左方向へ利いており，彼はこれに抗して，すなわち kinetic（動きがちゃんとできる）な迷路反射として遠心力の中心部へ身体を傾けている．それに反し，客は遠心力にしたがったまま左方向へふりまわされているが（右図a），乗り慣れたバスガイドだと運転手と同じく kinetic な迷路反射により並行的な姿勢をとる（右図b）と説いている．

☞狂言「船渡し婿」の一場面

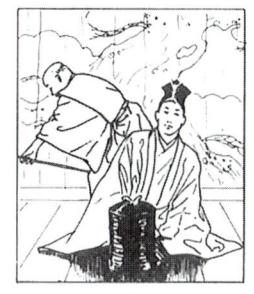

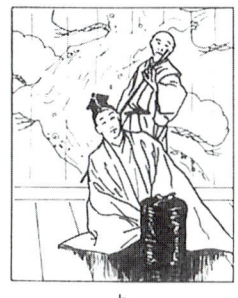

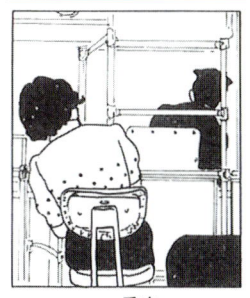

a

b

☞バスの右折時の姿勢

a. 乗客

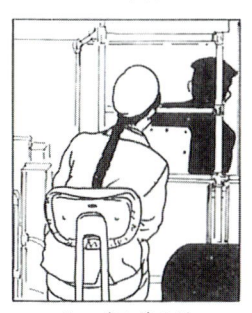

b. バスガイド

乗り物酔いを防ぐには

われわれが日常よく経験することだが，「自分でハンドルを握るときは酔わないけれど，ひとに乗せてもらうと，とたんに酔ってしまう」という現象がある．福田は，この現象を迷路反射の生理学から解明している．「船渡し婿」の図のa・bおよびバスの右折時の図のaでは，婿や乗客は，船頭や運転手とは対称的な姿勢となっているが，福田は，受動的に放り出されるような，振り飛ばされるような姿勢をとらざるをえないときには平衡破綻をきたし，乗物酔いになりやすいが，kinetic な迷路反射を利かして，能動的に回転方向や傾斜方向へ，あるいは遠心力の中心方向へ姿勢を傾けるようにするならば（図の運転手やバスガイドのように），酔わないというのである．

☞ static
「静的な」「姿勢を保持する」

☞ kinetic
「動的な」「動きがちゃんとできる」

バス旅行などで，前のほうの座席に座り，フロントグラスの光景をちゃんと見て，無意識のうちにバスガイドのような姿勢をとっている人は酔わないが，後部座席でまわりの人たちとあちこち頭を振りながら世間話に夢中の人は酔いやすいといえよう．

この婿やバスの乗客の身体の傾斜を「staticな迷路反射」，船頭や運転手の姿勢を「kineticな迷路反射」とクリアに分解してみせた福田は，弟子の檜学と一緒に大変面白い実験結果を示している（「column④」）．

column ④

乗り物酔いを防ぐ訓練

第二次世界大戦最中，昭和9年卒業の福田精（岐阜大学名誉教授）も，昭和10年卒業の森本正紀京都大学名誉教授（前高知医科大学学長，筆者の恩師）も，今日でいう航空医学の研究に携わっていた．「飛行士」の適性検査が福田の仕事で，戦闘機の急降下角度の割り出しが森本の仕事であったと聞く．内耳機能をあらわす指標として，回転を急に止めた後に出てくる回転後眼振（以下，後眼振）を用いており，これがよく出るほうが機能がよいとして適性をみていた．しかし，ベテランのパイロットやスポーツマンでは，むしろ後眼振は少ししか出ず，「不適格」とせざるをえないというジレンマに陥ってしまった．

前に紹介した星野は，Bárányのもとでモルモットを何回も回し，しだいに後眼振が出なくなる現象（response decline）を観察していたが，解釈は漠然たるものであった．当時の実験でも，動物はすべて固く縛りつけ，目の動きだけを観察するようにしていたが，福田，檜は動物を固定器から解き放ち，自由に起立した姿勢をとらせて素晴らしい発見をしたのである．

まず彼らは，後眼振の低減にまったく逆の解釈を与える仮説を立てた．すなわち，低減は平衡機能の低下をあらわすのではなく，平衡失調が少なくなったことのあらわれであり，むしろ平衡機能の向上とみるべきだというものである．

檜の工夫により，ニワトリは固定器から出され，止まり木の上で自然な姿勢をとらされるようになった．このニワトリに彼らは200秒間10回転の刺激を連日2週間にわたって加えてみた．この「訓練」を始めたばかりの未熟なニワトリは次頁図の左図に見るとおり，回転に取り残されるように頭が傾いてしまう．これは先に述べた婿や乗客の傾きと同じものであり，彼らはこれを「静的（static）迷路反射」と命名した．しかし，訓練が進むにつれ，はじめは左側の姿勢だったが，すぐに右側の姿勢となり，動的に姿勢が適応してみずから回るようなポーズになる．彼らはこれを「動的（kinetic）迷路反射」と呼んだが，船頭や運転手の姿勢反射と同じものである．これは，遊園地のティーカップなどの回転角加速度のセンサーである半規管のみならず，ブランコやシーソーなどの引力や直線加速度のセンサーである耳石器でも同様で，訓練でばたつかなくなる（次頁図）．

なお，アメリカ空軍ではジェット戦闘機のパイロットを直径20mもある窓のない回転室に入れ，前後左右にある30ものスイッチを切ったり入れたりさせる．回転の遠心力の中で頭を振り動かすと，複合した「Coliori（コリオリ）の加速度」が迷路に加わる．このため乗物酔い状態になり，胸に吊るした嘔吐袋に吐く．毎日，この訓練を受けるうちに，ついに彼らは吐かなくなる．こうして，1人前の実戦パイロットができあがるわ

けだが，先ほどのニワトリの訓練と原理は同じである．もっとも，ニワトリはいくら訓練しても天空を飛ぶことはできないが．

ニワトリの訓練

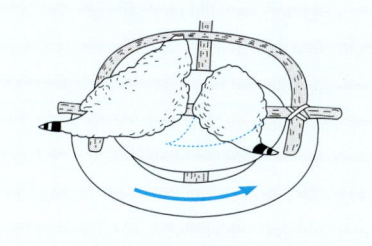

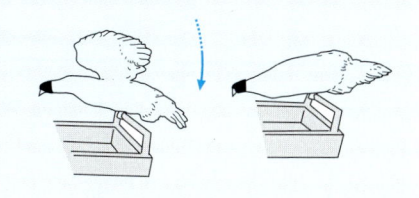

a. 回転
左：未訓練ニワトリ
右：訓練ニワトリ

b. シーソー
左：未訓練ニワトリ
右：訓練ニワトリ

大脳・小脳連関ループ

　華麗な舞踊にせよ，流麗な音楽の演奏にせよ，これらは随意運動の極致である．これら意思に基づいて行われる運動は，よく大脳の運動野から出発した「錐体路」という長い神経経路をたどって個々の筋肉に指令が伝えられるといわれるが，事はそれほど簡単ではなさそうである．例えば，運動野（ヒトやサルの大脳）を左から見ると，略図としては「の」の字を書くとよいと教わった．「の」の字の縦線が中心溝と呼ばれ，その前方の土手を運動野というが，その前には「前運動野」と呼ばれる個所があり，ここを壊すと熟練した運動ができなくなる．また，例えば錐体路を切断したときの指令は，脳幹のいろいろな核を繰る錐体外路を通って脊髄に伝えられるといったぐあいである．

　こういった随意運動の研究に一時期を画した実験が，Evartzらのサルを使った「訓練」を課題とするもので，最近でも盛んに行われている（図2-4）．

　まず，手首や指に繰り返し同じ運動が上手にできるよう「特訓」するうちに，運動の指令がどう発せられるかがわかってくる．次に，光や音の刺激，すなわち実験者の与える信号に応じて素早くハンドルを押したりキーを押したりさせる「特訓」を与えると，運動のスタートがどういうしくみでなされているかがわかる．そしてさらに，その信号の前に予告の信号を与えてから仕込む（特訓する）と，準備状態が脳の中につくられ，素早く上手にできるようになるというものである．もちろん，ジュースなどの「ごほうび」を与えることは不可欠だが．

　こうした地道な実験からクローズアップされてきたのが「大脳・小脳連関ループ」といわれるもので（図2-5），京都大学脳研究施設の佐々木和夫名誉教授は，小脳の各部位と大脳運動野の部位との対応を解明したこの方面の第1人者である．ヒトがどんな運動でもできるようになり，名演奏家やチャンピオンが出るのは，このループのおかげである．このループによってつくられた運動のプログラムを状況に応じて取り出してきて，運動機構にセットし，スタートさせ，

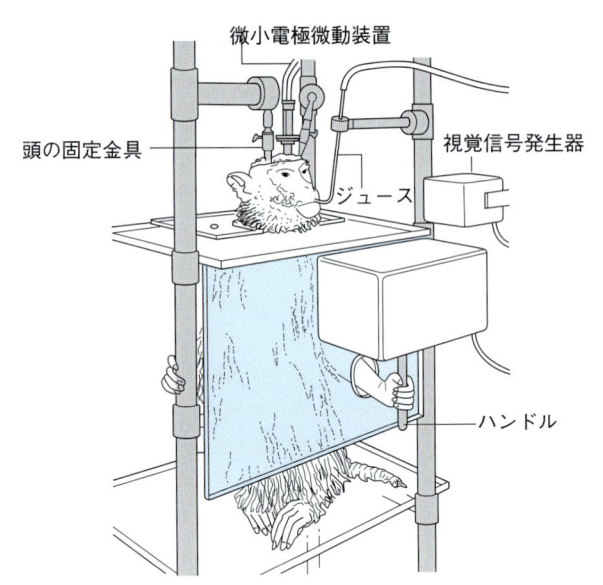

図 2-4　Evartz らによるサルの実験

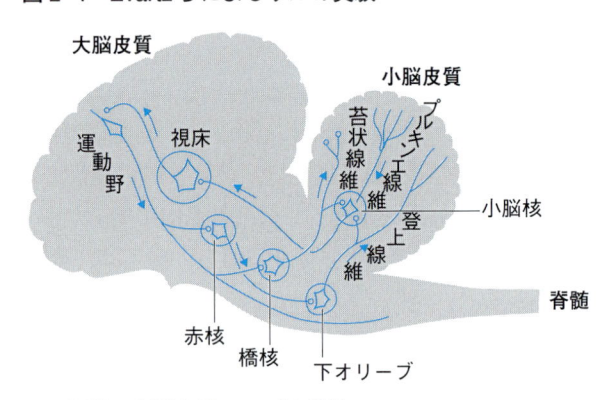

図 2-5　大脳・小脳連関ループの構造
曲の演奏や箸づかい，運動の上達など，一度覚えた「身のこなし」は，この大脳・小脳連関ループによるもの．特に小脳が重要で，3種の線維と丸で囲まれたいくつかの神経核をつなぎあって，このネットワークを形成している．

終わらせればよい．いちいち修正したり，プログラムの細部をチェックしたりしなくてもよいメカニズムなのである．そして身体で覚えたことは忘れないのもこのためなのである．例えば，極端にいえば，名演奏家が一礼して，楽譜に向かったとき，拍手が止んで，はじめて音を出す(on)信号がこの「連関ループ」で始まれば，その演奏は「最後の音」まで(off)行きつき，あとは立って満場の拍手を浴びるというメカニズムなのである．このループづくりが「訓練」なのである．

ところで，何年か前，勉強会で佐々木教授の講演を聴いたおり，誰かが彼に質問をして，「実験に使うサルには，個体差がありますか」とたずねたところ，「(特訓に応えるには)たしかに利口なサルもいれば，馬鹿なサルもおります」と，ボソッと答えられたので，会場はしばし笑いに包まれた．思えば，馬鹿なサルの特訓もご苦労なことではある．

起立姿勢と重心：ウィリアム・テルのリンゴから

　イソップ寓話のウサギとカメの競走では，カメは油断して眠り込んだウサギに勝ったが，眠らずとも横風でも強ければ，重心の高さもウサギより低く接地面積の大きいカメのほうがずっと安定しており，ウサギは吹き飛ばされていたかもしれない．イヌ，サル，類人猿，ヒトと次第に重心は高くなり，接地面積は小さくなる．いわゆる高等動物は，不安定さと引き換えに，動作の素早さと自由度を手に入れたのだといえよう．

　この二足獣のヒトの重心はいったいどこにあるのだろうか．この疑問は古くからあり，どこかに定まった点があるはずだとして，19世紀末には，死体を凍らせ，頭や胴，手足のブロックに切り分け，それぞれの重心から全体の重心を計算で割り出そうとしたそうである．しかし，同じころ，FierdordとLeidenstorferにより，ヒトの身体はたえず動き続けているものであり，重心は立ち直り反射で無意識のうちに修正され続けており，その動きそのものを重心動揺計で記録できることが示された．このセファログラムというのは，本項の副題であるウィリアム・テルが恐怖のために揺れ動く子供の頭の上に載せたリンゴを射落とそうとするとき，リンゴの上に煤紙をかざしてリンゴのヘタ軸が描く軌跡を記録したものと考えていただければよい（右図）．

☞セファログラムの原理

　引力は人体を倒そうとする．立っている子供の頭は真っ先に傾くが，このとき迷路や筋肉から傾きの信号が送られ，ただちに反射によって傾きは修正される．時間が経てば疲れも加わって頭の揺らぎは大きくなるし，弓矢を恐れて子供が目をつぶれば，よりいっそう揺らぎは大きくなる．

　ひとたび記録ができあがると，まずいろいろな条件下で健常者を観察できるようになるし，いろいろな病的例にも適用したくなる．また，その経過に応じた観察も可能になり，医学は大きく進歩することになる．そればかりか，観察記録ができた現象についての生理学的な意味を臨床医が考えるようになり，ひいてはそれに関連した基礎的分野の発展をもうながすことになる．そしてさらに，その記録法そのものの欠点が克服されて，また新しい知見が加えられるようにもなるはずである．現在では電気的方法でX-Y方向の重心動揺が記録できるまでに至り，コンピュータに接続され，リアルタイムで分析的グラフをプリントアウトしてくれる．

　さて，図2-6に見るように，現在の重心動揺計は瞬時にしていろいろな病気のパターンを描き出してくれる．それのみならず，東邦大学の山本昌彦教授らは，老齢の平衡失調患者にリハビリテーション運動のメニューを決めて行わせると，この揺らぎが少なくなり改善されるようになるという時代を先取りした研究（めまいのリハビリテーション）にまで進んできているのである．

　20数年前，隣り中国の瀋陽（元，奉天）で，めまい平衡障害のための講習会が1週間開催され，日本人の専門家が8人招かれたのだが，筆者もその1人であった．北里大学の徳増厚二教授（当時）がこの方面の担当で，数学的に相当突っ込んだ講義をされた．しかし，当時の中国にはまだこの機械は1台もなく，またすぐに手に入れられそうにもない．いささか出しゃばりかとも思ったが，筆

者の持ち時間の中で「煤紙と身長計があれば重心動揺は記録できる」と，このセファログラムの原理を教えてあげた．交歓会の中で，30時間以上列車に乗って参加している，何人かの受講生から「よい方法を教えてくれた」と感謝されたのを思い出す．

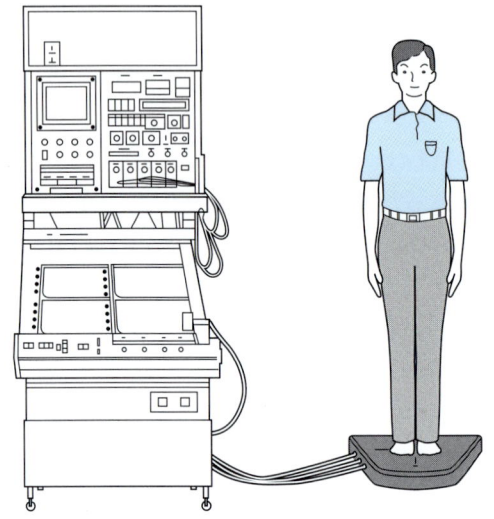

a（現在，記録器は弁当箱大の大きさである）

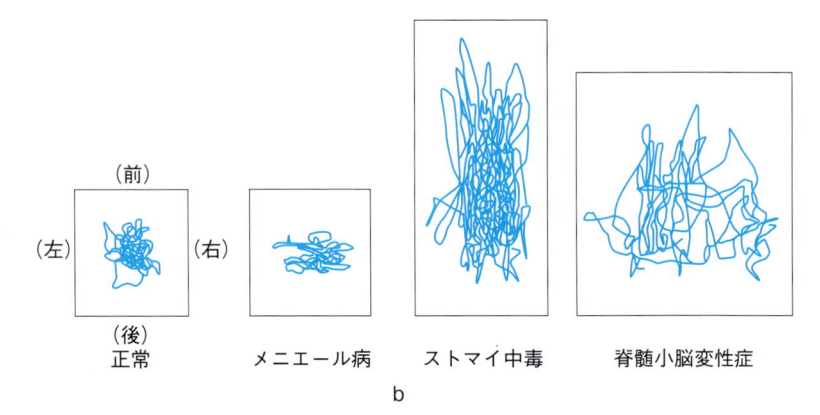

(前) (左) (右) (後)
正常　　メニエール病　　ストマイ中毒　　脊髄小脳変性症
b

図 2-6　重心動揺計 (a) と障害例 (b)
b は，一定時間，閉眼両足立ちをさせたときの重心の揺れ（動揺）の軌跡．ストマイ中毒の場合は前後に激しく揺れ，脊髄小脳変性症の場合は前後左右に大きくよろけている．

3 眼振とめまい

温度眼振：「寝耳に水」の話

　36頁のティーカップのところでふれたように，頭が回転すると内耳の半規管の中の内リンパが慣性で流動し，感覚細胞の突き出した部分（クプラ）を屈曲させ，神経の発火信号は前庭神経核経由で脳に伝えられ，律動的な（周期的に繰り返される）目の動き，すなわち眼振を生じる．これは迷路の刺激に対応した反応である．したがって，中枢が故障していないかぎり，回転後眼振を調べれば，迷路の感度の良し悪しを比べることができる．これが今もって行われている回転検査の原理であるが，ただ頭の中には左右に迷路が2つあり，刺激は両方に加わってしまう．そこで，片一方ずつの内耳（迷路）の反応を調べる方法はないものだろうかという発想に応えることが本項の主題である．

　さて，西洋人の耳垢は俗にいう「濡れ耳」（軟耳垢）が多く，水銃で耳洗いをしないととれないことが多い．したがって耳に水を入れることは，日本人ほど「寝耳に水」（まれに経験する驚くべき事柄）というわけでもない．

　医学的にこれを最初に報告したのは，Schmiedkam（1868年）で，自分が実験台になり1.17mの高さから冷水を耳に注入したら，強いめまいと嘔吐が生じたと書いている．ところが，この現象，すなわち温度性眼振とそれによる誘発めまいは，間違った実験の解釈によって正当な評価を受ける機会から遠ざかってしまった．それというのは，Babinskiが1881年に動物を使って温度刺激の実験を行い，色素入りの温水を用いてやたらと圧力を上げてみた結果，壊された内耳から脳膜のほうにまで色素が入っている解剖所見から，「脳に作用する」と解釈してしまったのである．

　この現象に近代的な解釈を加えたのはRobert Bárány（1876～1936年）で，彼はその他の研究も加えて1914年にノーベル医学賞を受賞しており，今もってなお平衡神経科学の世界に多大な影響を与えている（「column⑤」）．温度刺激試験（カロリックテスト）の実際を図2-7に示す．

☞エピソード
- ギリシャ・ローマ時代の医学書は征服者アレクサンダー大王のお膝もと，アレクサンドリア（図書館は巨大な建物で現存）に保存されていた．その中におそらく中耳炎の治療法としての「耳浴」（耳漏の洗い流し）のことであろうが，「自分の尿以外のものを耳に入れたら死ぬ」と書かれているそうだ．膀胱炎がないかぎり，尿は無菌に近いので，昔の人は大変合理的なことを知っていたものである．
- また，ハムレットの父は「耳に毒を注がれて」殺されたというが，何かこの辺の話と関係があるかもしれない．

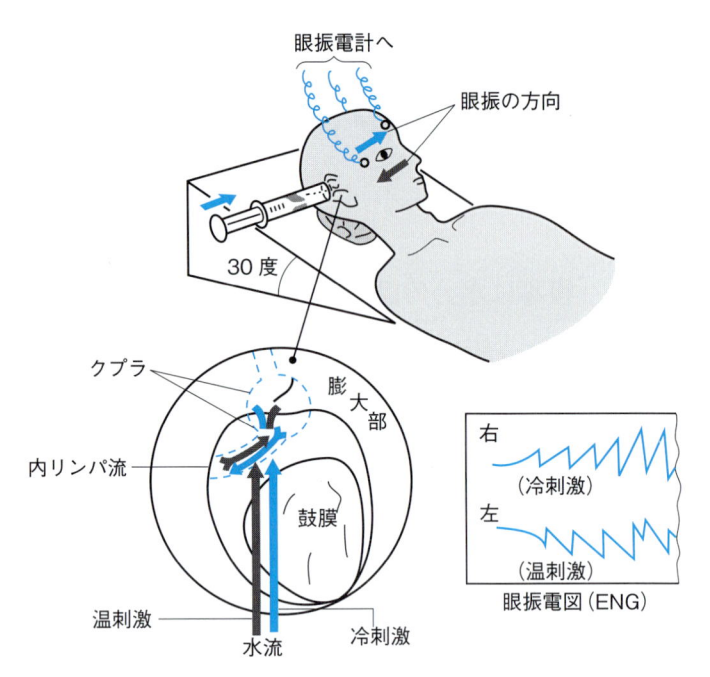

図 2-7 温度刺激試験（カロリックテスト）の実際
図左下の円内は，外耳道（耳の穴）の奥に 30℃（冷刺激：青の矢印）と 44℃（温刺激：黒の矢印）の注水をしたところの拡大図．点線は外側半規管の位置で，矢印はそれぞれの温度で引き起こされた内リンパ流を示す．

column 5

Bárány の「発見」

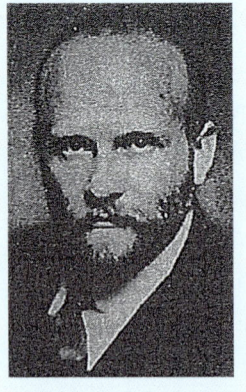

Robert Bárány（ロベルト・バラニー）
（1876～1936 年）

20世紀初頭のウィーン大学耳鼻科の話である．当時，3人の優秀な助手が互いに競い合っていた．アレクサンダー，ノイマン，それにバラニーであった．ある日，3人は大学の下のレストランに昼食をとりに出かけた．バラニー以外の2人は道すがら話し合っていた．

「冷たい水を耳に入れると反対側の耳のほうへ向かう眼振がみられるけれど，温かい水を入れたらどうなるのかね」という2人の会話がバラニーの耳に入ってきた．突然バラニーは立ち止まって，「すまない．大学に忘れ物をしたから先に行っててくれ」と言うが早いか，いま下りて来た坂を登っていった．

アレクサンダーとノイマンがワインに頬を染めながら昼食から戻って来るところに，

バラニーが息を切らせながら坂を下りて来て，こう言った．「温水を患者の耳に入れたら，冷水とは反対向きの眼振が出たよ！」．バラニーは，2人の恨みをよそにこれをさっさと論文にしてしまった．

しかし，この1件が祟って，後年ノーベル賞までもらいながら，ウィーン大学からは「バラニーのプライオリティ（先取権）に疑義あり」とされ，ついに母校の教授に迎え入れてもらえず，スウェーデンのウプサラ大学でその生涯を閉じた．

20数年前，かの地で日本人のわれわれがバラニーの墓を探したところ，夫人の墓はわかったが，彼の墓はついに見つけることができなかった．

視運動性眼振

くどいようだが，「平衡機能の基礎・その2」（31頁）をまた見ていただきたい．耳と目と筋肉からの信号が脳に入っていき，身体のバランスを支えるわけだが，その制御・統合の主座は脳幹網様体と小脳で，特に前者は神経経路の交差点に相当する場所といってよい．例えば，耳に注水を行ってみたが，思ったように温度眼振が出なかったとしよう．それでは，「迷路が壊れています」といってすませられるかというと，そうはいかない．例えば，神経経路の交差点に当たる脳幹網様体が遮断されていても，温度眼振は出なくなってしまうからである．それでは，脳幹網様体がちゃんと交通渋滞や通行止めにならず作動しているかどうかを調べる方法としてはどんなものがあるのだろうか．その問いに答えるには，「平衡機能の基礎・その3」（32頁）を見ていただきたい．

12対ある脳神経のうちで視覚神経は2番目，動眼神経は3番目，滑車神経は4番目，外転神経は6番目である．これに対して迷路からの蝸牛および前庭神経は8番目である．この8番目より高位の神経が関与し，脳幹網様体を必ず通る神経経路の刺激とそれに対応する反応を調べられれば，脳幹網様体がちゃんと機能しているかどうかわかるはずであるが，「平衡機能の基礎・その3」に示した経路，すなわち「視覚・動眼反射経路」は，まさにこれにぴったりである．観察される現象の名を「視運動性眼振」（optokinetic nystagmus：OKN）という．

ひとくちにヒトが物を見るといっても，実は2種類ある．すなわち，中心視と周辺視である．前者は漫画でいうテンテンテンの線で，視線は正確に網膜の黄斑に合わさっている．一方，横を人が通っていったようだとか，部屋の明るさの漠然たる判断などは周辺視である．網膜上に何か動く映像が飛び込んできたとき，素早く何物かと中心視にピントを合わせなくてはならない．これは半ば意志的にはたらき，半ば反射的に行われ，この経路は行きも帰りも脳幹網様体を通る．したがって，ここか，それより高位の場所の障害でめまいや平衡失調を起こしている患者では，視運動性眼振は出ない理屈になる．もちろん，あくまでも網膜が正常の場合に限るが．

ところで，この現象は病院の検査室のみならず，われわれが日常よく目にしているものである．電車などに乗って窓の外を見るともなく見ている人の目は，

電柱や広告を忙しく次から次へと見ているものである．このことから，先ほどのBárányは，これに「鉄路眼振」（視運動性眼振）という名をつけた．

今や，めまい患者の診察を行っているわが国の病院には，ほとんどこの視運動性眼振を検査する装置が入っている．研究面でも，わが国は世界をリードする勢いにある．この隆盛ぶりはなにゆえだろうか．筆者が思うには，3つの理由が考えられる．それは，①名誉教授クラスの先覚者がBárányの問題提起を十分に理解していたこと，②今の教授クラスが技術的な高まりに乗ってその研究を実行したこと，③若い研究者が生理実験やコンピュータを使ってさらに発展させたこと，によると思う．筆者も今までに2つほど，新たな知見を加えることができた．

最後に鉄路眼振に関するBárányの演説を「column⑥」で紹介する．

column ⑥

Bárányの鉄路眼振（Eisenbahnnystagmus）への問題提起

1920年，ドイツのナウハイム（Nauheim）で眼科医を前に行ったBárányの演説「鉄路眼振の臨床と生理について」（村主訳）の要点を以下に紹介する．

「諸君，私はあなた方に2症例を提示する栄誉をえました．その症例は一側半盲（右側）があり，ドラムの回転によって起こされる鉄路眼振は，半盲側つまり右側には引き起こされず，健側には正常と同じように引き起こされた例でした．

鉄路眼振は大脳皮質の反射で，非常に複雑なメカニズムから成り立っていて，3つの異なった刺激があります．

(1) 注視刺激
(2) 動く物体を追跡する刺激
(3) 次の物体を注視するための眼球の急速な反転運動

問題は上記の3つの刺激がどこに由来するかということです．これらが皮質下中枢で行われないということは，今やはっきりしていると私は信じます」．

このほかに，彼は生後少なくとも1か月以上しないと出てこない「注視」能力のない乳児の眼前でドラムを回すとこの眼振が出ること（ヒトでは周辺視能力のほうが早くから備わっており，この現象は注視能力を開発する動機づけをしているためか？）や，生まれつき眼振のある「先天性眼振」での観察では，水平眼運動系と垂直眼運動系の異なることを示唆していたり，前頭葉眼球運動中枢の障害例をフランクフルトで見つけ健側へ急速相が出ないことなども述べており，最後には黄斑のまわりだけが見えなくなる中心暗点ではどうなるだろうかと結んでいる．

この問題提起はまことに鋭いもので，約90年経った今でも，大方は「実証」されたものの，完全に解決されたとは言い切れない．最後の中心暗点については，50年後にわれわれが証明した．すなわち，刺激線条が遅いときは目は速く動き，刺激線条のスピードが上がるにつれ目の動きは遅れてしまうし，反対に中心しか網膜が利かない人では，突然，ある速さ以降，鉄路眼振が開発されなくなってしまう（次頁の図）．

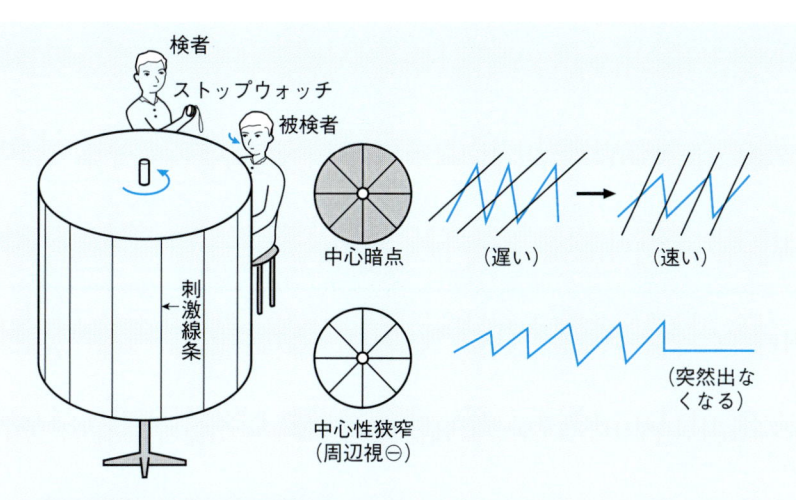

Bárány型ドラムと視野の関係

上図は，Bárány型ドラム用いて視運動性眼振検査を行っているところ．ドラムが矢印の方向に回ると，被検者は刺激線条をとらえ，右の方向へ追跡し（緩徐相），次に視線を飛ばして（衝動性眼球運動：急速相），左の方向から視野に入ってきた次の刺激線条をとらえる．これが視運動性眼振で，方向をあらわすときは急速相の方向であらわす（被検者の矢印）．

眼振電計で記録できるようになるまでは，図のように検者が肉眼で数をかぞえていた．

真ん中の絵は視野に病気をもつ人の視野の模式図．上は，まわりは見えるが，見ようとする物のまわりは見えない人．下は，筒をのぞいたように，見ようとする物の一部しか見えず，まわりがまったく視野に入らない人．

そうした人の視運動性眼振を記録したものが右の図．黒い線は被検者の左から右へ動く刺激線条をあらわす．

中心暗点の人では，刺激線条の動きが遅いときには，追跡する目の動きが速くなり，追い越してしまうのが，速く動くときには遅れてしまう．

一方，中心性狭窄の人では，刺激線条の動きがあるスピード以上になると，眼振が出なくなってしまう．

第3章 重要なめまいの診かた・考えかた

「危険なめまいと危険でないめまいの概略」

1. 頻度を頭の中に入れる

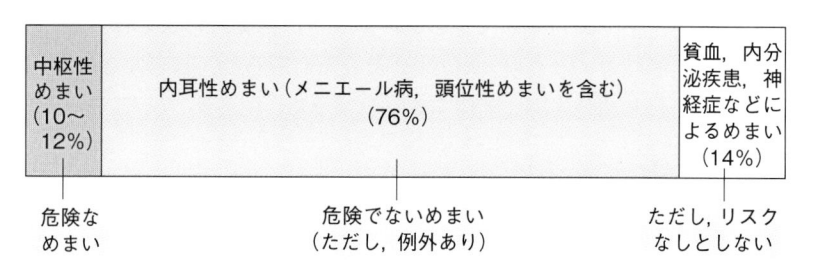

中枢性めまい(10～12%)	内耳性めまい（メニエール病，頭位性めまいを含む）(76%)	貧血，内分泌疾患，神経症などによるめまい(14%)
危険なめまい	危険でないめまい（ただし，例外あり）	ただし，リスクなしとしない

2. フローチャートで考える

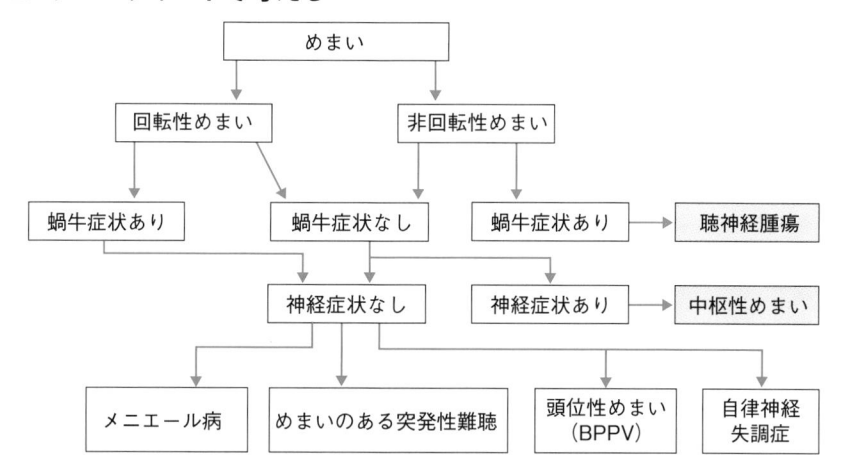

```
                        めまい
                    ┌─────┴─────┐
               回転性めまい      非回転性めまい
            ┌──────┴──────┐          │
        蝸牛症状あり    蝸牛症状なし   蝸牛症状あり → 聴神経腫瘍
                    ┌──────┴──────┐
                神経症状なし    神経症状あり → 中枢性めまい
           ┌────┬────┴────┬────┐
      メニエール病  めまいのある  頭位性めまい  自律神経
                  突発性難聴    (BPPV)      失調症
```

3. 回転性めまいで「危険な」例外的2疾患：特徴的な眼振に注意！

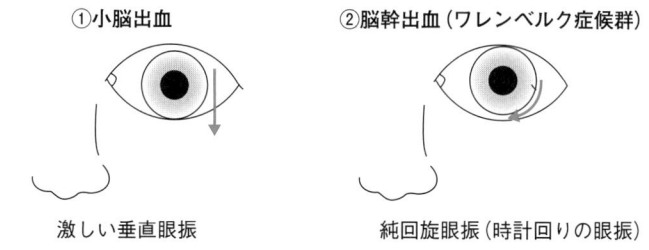

①小脳出血
激しい垂直眼振

②脳幹出血（ワレンベルク症候群）
純回旋眼振（時計回りの眼振）

＊頭を激しく動かす検査は禁忌！

4. もう1つの「危険なめまい」予備軍

①仮面うつ病（自殺予備軍）⇒ 第4章の3（128頁）へ
②パーキンソン病のはじまり ⇒ 第4章の2（122頁）へ
③若年性あるいはⅠ型糖尿病 ⇒ 第4章の1（116頁）へ
④脊髄小脳変性症 ⇒ 第4章の4（133頁）へ

1 危険なめまい：①小脳障害をきたすめまい

☞悪性頭位性めまいの定義
1. ある頭位をとると，めまい，嘔気，頭重，頭痛や嘔吐が誘発される．
2. 間欠期はほとんど無症状（Bruns）．
3. 患者は頭部前屈の強制位をとる（Alpers ほか）．
4. 健側を下にすると発症し，そのため患者は患側下位で臥床する．

〔坂田英治：悪性発作性眩暈症．耳鼻咽喉科・頭頸部外科MOOK(7) メニエール病とその周辺疾患．p296-304，金原出版，1988 より引用〕

訴えの性質

小脳障害をきたすめまいのうち，回転性めまいは「小脳出血」と「悪性（小脳性という意味）頭位性めまい」に限られ，ほとんどは非回転性めまい，すなわち運動失調に随伴するフラフラ感，酩酊感である．

病因

奇形，感染症，出血，梗塞，腫瘍（原発の多くは良性），癌転移，外傷（「column ⑦」参照），および変性症などあらゆる原因で障害を生じる．

所見

- 入室時の歩行の観察が大切である．
- 検査の項目：立ち直り反射，足踏みテストなど（後方転倒傾向を診る）．
- 異常眼球運動：注視眼振，垂直性眼振，粗大な ETT（階段状），視性捕捉障害，OKN 解発不良，共同偏視など．
- 書字検査：失調文字を認める．

発生と構造：無意識の平衡感覚をつかさどる小脳

- 旧小脳である虫部（vermis），小節（nodulus），片葉（flocculus）は胎生 3 か月目から発生し，出生前に完成する．
- 新小脳である小脳半球の発生は胎生 3 か月目の末に始まり，新小脳の発生と関連して大脳皮質も発達し，機能的に関連する．新小脳は出生後も発達する．

小脳の血管支配（図3-1）

- 下から順に，後下小脳動脈（PICA：posterior inferior cerebellar artery），前下小脳動脈（AICA：anterior inferior cerebellar artery），上小脳動脈（superior cerebellar artery）を記憶して画像をみること（図3-2）．

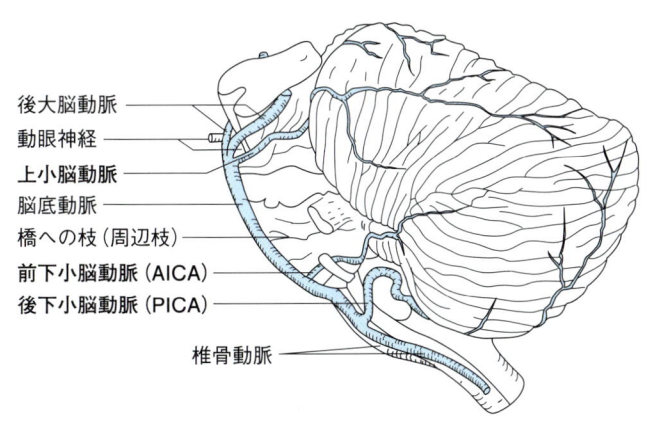

図 3-1　小脳の血管支配
〔Duus P（著），半田　肇（監訳）：神経局在診断．文光堂，1984 より引用・改変〕

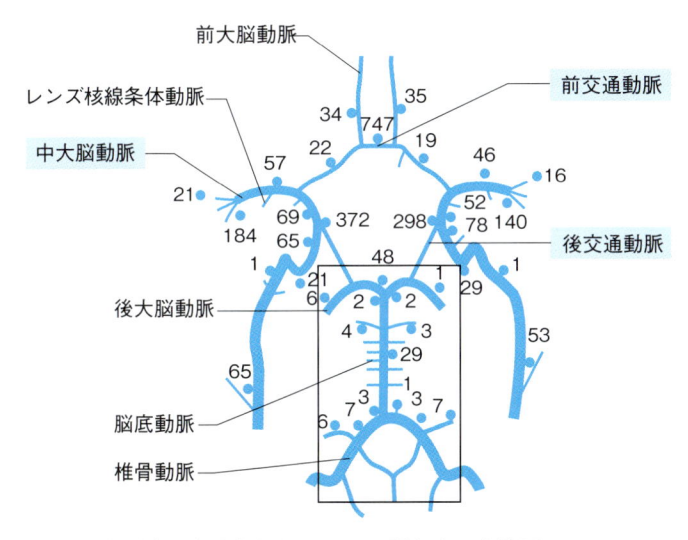

図 3-2　脳動脈瘤の発生部位とめまいに関与する血管図
単発性脳動脈瘤 2,672 例（Locksley, 1966 年）
〔篠原幸人，水野美邦（編）：脳神経疾患のみかた ABC．p238，医学書院，1993 より引用・改変〕

画像診断

MRI，MRA の画像で障害の部位および性質が示されれば確定的であるが，検査結果と不一致でも怪しければ画像検査の追加，追跡をためらってはならない．

注意点

- 小児のめまい，平衡障害の中に小脳障害が含まれることがあるので注意を要する．
- 特に腫瘍（glioma や medulloblastoma）（図 3-3）や奇形〔① 欠損，② Arnold-Chiari 奇形：小脳扁桃が大後頭孔に陥入し，下眼瞼向き垂直性眼振（down

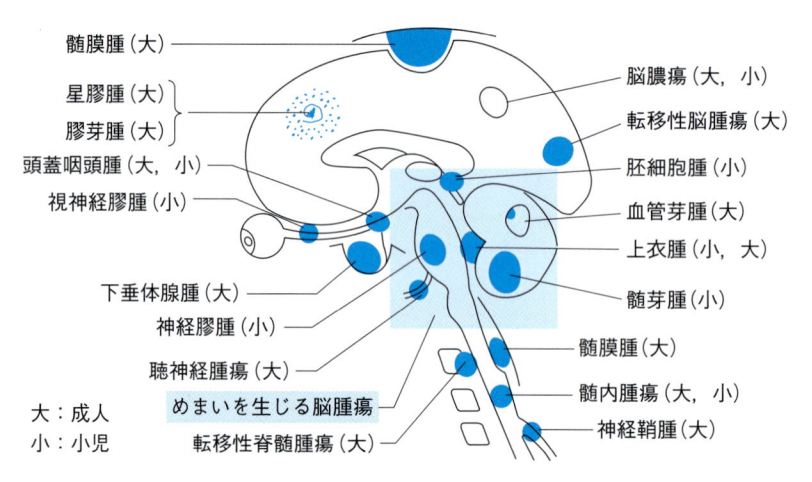

図 3-3　脳腫瘍・脊髄腫瘍の好発部位とめまいを生じる脳腫瘍（青スクリーン枠内）
〔篠原幸人，水野美邦（編）：脳神経疾患のみかたABC．p252，医学書院，1993より引用・改変〕

beat nystagmus：DBN）を示す（第4章の6，142頁を参照），③ Dandy-Walker 症候群（第4脳室拡大，虫部の欠損，半球の解離など）〕があるので，見落としのないよう，失調の検査と画像検査が大切である．

column ⑦

戦争の副産物：Goldon Holmus の小脳障害の研究

　Bárány のノーベル賞受賞は 1914 年であるから，それを下ること3年後の 1917 年のことである．この年，Goldon Holmus が『Brain』誌に発表した 75 頁にものぼる長編論文は有名である．彼は序文の中でこう述べている．「幾多の生理学者が動物の小脳の破壊実験を行い，それに基づいていろいろな機能の局在を論じているが，ヒトにおける小脳障害の所見とは必ずしも一致しない．また，ヒトの小脳障害でも，腫瘍や変性疾患では進行が緩徐で，症状と病巣局在との対応も鋭角的にあらわれない．第一次世界大戦（論文には「この戦争」と書いてあるが）で，小脳の，特に半球，皮質に銃撃損傷を受けた兵士を 40 人治療観察しえたが，そのうち 19 人は早期に亡くなってしまい，生き残った 21 人の経過をみることができたので，その所見について詳述したい」，としている．均一な部位の急性障害をまとめてみられるというのは，不幸ながら戦争の副産物である．

　彼は，序文の後，「第1章 障害側の手足の緊張低下，第2章 運動失調」と述べていくが，この中に大変興味深いキモグラフィオーンが載っている（次頁上図）．このキモグラフィオーンというのは，厚紙に灯油の煤をつけ，ゼンマイの円筒に貼りつけ，それに記録したい現象を物理学的に伝えるテコがつき，針先が煤を剥がして曲線を描いていくという装置である．

　図のいちばん上のぎざぎざの刻みは1秒間 128 サイクルの音叉の振動記録で，刻み 13 個分が 0.1 秒である．この下のグラフは，右半球中等度受傷後 10 日目の兵士に左右両手で同時に同じ強さの力でバネを引くよう命じたときの記録である．1′と1がスタートの合図だが，右上肢はすぐにはスタートできず，線の上がり方も鈍い．2′と2でゆるめさせる．Bは力も強くすぐに戻るが，B′は遅く始まり，ゆっくりしている．右上肢の筋にあらわれた障害を物の見事に示している．電子機器を使い，あらゆる現象が記録できるようになりその分析までクリック1つでディスプレイされる現代まで，われわ

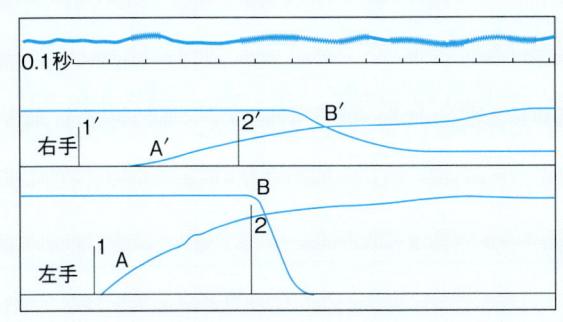

キモグラフィオーン（右手が弱い＝右半球銃創10日目の兵士）
缶にひと巻き貼った煤紙をのばしたもの．いちばん上のぎざぎざは時間を示す．右手はA′からバネを引き始め，ゆっくりと斜めに上がって限界に達し，またペンは上段左から煤紙を引っかき，B′のところで力がゆるむ．左手はAからの立ち上がり方も急で，大きく，Bですっとゆるむ．

れはこのグラフに本質的な見直しを迫るような何かをつけ足しえただろうか．筋電図で詳細に分析してみても，現象の本質的な理解を，より間接的にしてしまっただけではないだろうか．

　さて，論文第3章の中では，「書字においても，右小脳半分の障害では，協同運動の障害は非常に明白になる．鉛筆は不整に，異常に強く握られ，先は異常に強く紙に押しつけられる．個々の文字の大きさは不整で配列も悪い．字の形も悪く，ぎざぎざだったり曲がったりする」（下図）として，書字の実際例を示している．これは，まさに福田の「遮眼書字法」の原形である．

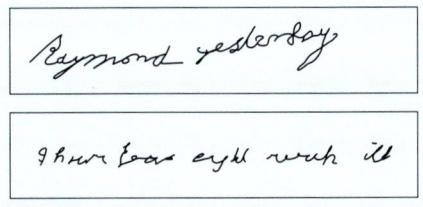

失調文字
上段：Raymond, yesterday
下段：I have been eight weeks ill

　福田は，はっきりと検査法として位置づけ，垂直に書かせることにより偏倚と失調の2つを示しうるとしたが，失調の検出については，すでにこの論文に述べられていたことになる．「遮眼書字法」がヨーロッパの教科書などでなにゆえ "vertical writing test (Fukuda)"（垂直書字法）と訳されるのか，筆者はいささかいぶかしく思っていたが，理由は横書きのこの辺にあるのかもしれない．

　めまいは受傷後比較的早くあらわれて，早く消える症状と述べられており，21人中17人が経験したが，そのうち14人は，はっきりと水平方向に回り，2人は縦回りだったという．

　論文第8章は「眼球運動の障害と眼振」と題されているが，その中で①健側への「共同偏視」：両眼が一方向に偏位した状態のままになる，②非対称性の偏位：障害側の眼球が内下方を，健側の眼球が上外方を見ている，③注視眼振：静止位があり，側方視のときは「Bruns-Cushingの眼振」様，と詳述しており，まさに「古典」の貫禄のある報告である．

2 危険なめまい：②顔面神経異常をきたすめまい

顔面神経の構造

1. **顔面神経走行路**
   - 顔面神経は脳幹の「顔面神経核」を中心として，中枢（核上）経路と末梢経路に分けられ，図3-4のようなシェーマが示される．
   - 前頭筋は両側大脳皮質の支配を受けるので，上位運動ニューロン（corticobulbar tract）の一側性損傷時には額にしわを寄せる動作は温存される（図3-4右）．

2. **顔面神経の構成**
   - 第Ⅷ脳神経（聴神経）が知覚神経線維を主たる成分とするのに対し，顔面神経は3つの線維によって構成される（図3-5）．
   - すなわち，顔面神経核に起始する運動神経線維，上唾液核に起始する副交感神経線維，および孤束核に起始する知覚神経線維の3つから成り立ち，はるかに複雑である．

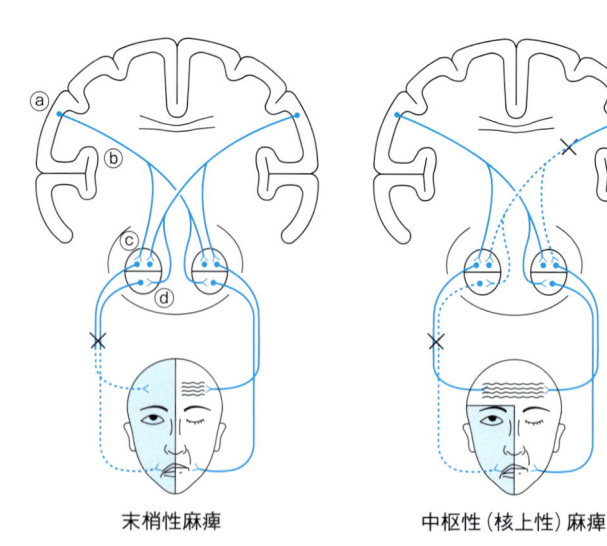

末梢性麻痺　　　　中枢性（核上性）麻痺

図3-4　顔面神経の走行路
ⓐ前頭葉中心前回　　　　　　　　　　ⓓ顔面神経核（下顔面筋支配）
ⓑ皮質延髄路（corticobulbar tract）　×障害部位
ⓒ顔面神経核（前頭筋支配）　　　　　□麻痺部位

（野村恭也，ほか：耳科学アトラス．第3版，p129，シュプリンガー・ジャパン，2008より転載）

3. 側頭骨内の顔面神経の走行と各部位の名称(図3-6), および側頭骨水平断の組織像(図3-7)

・複雑な神経構成と走行経路をもつものであり, その「障害」を生ずる病因も, 先天的なものに加えて脳血管障害, 炎症(細菌性, ウイルス性), 腫瘍, 自己免疫, 変性疾患や外傷(骨折を含む)など実に多岐にわたるものがあり, これだけで1冊の成書を要するほどのものである.

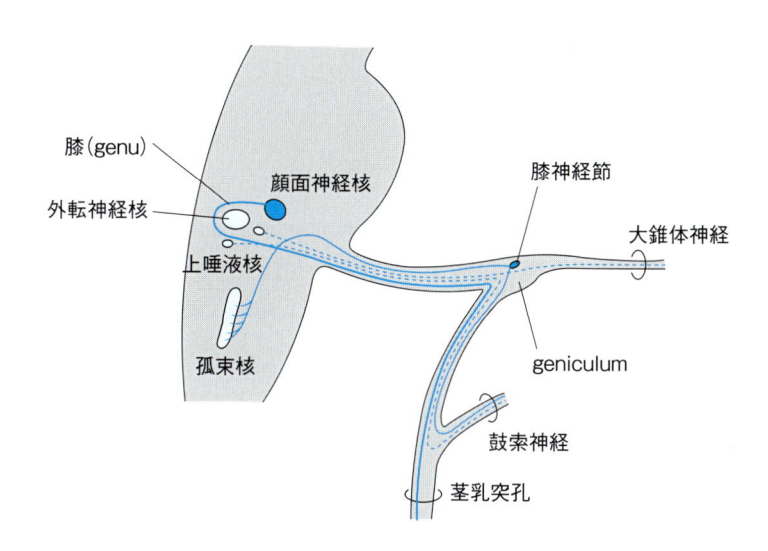

●神経線維の種類

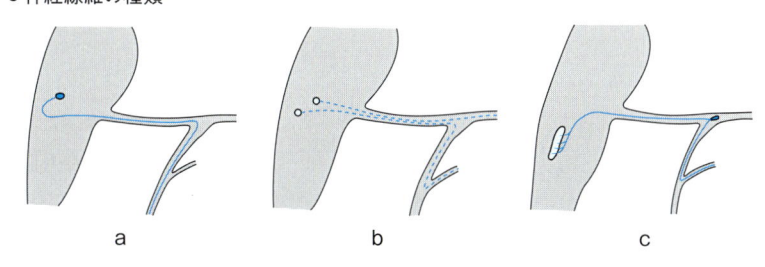

	a. 運動神経線維	b. 副交感神経線維	c. 知覚神経線維
起始	顔面神経核(橋)	上唾液核(橋)	膝神経節
経路と支配	→表情筋, ほか	中間神経を経由 1. 大錐体神経-翼口蓋神経節→涙腺, 鼻腺 2. 鼓索神経-顎下神経節→顎下腺, 舌下腺	1. 末梢へ：樹状突起は鼓索神経, 舌神経をへて舌の前2/3の味覚 2. 中枢へ：神経突起は中間神経を経由して孤束核へ

図3-5 顔面神経の構成
(野村恭也, ほか：耳科学アトラス. 第3版, p119, シュプリンガー・ジャパン, 2008より転載)

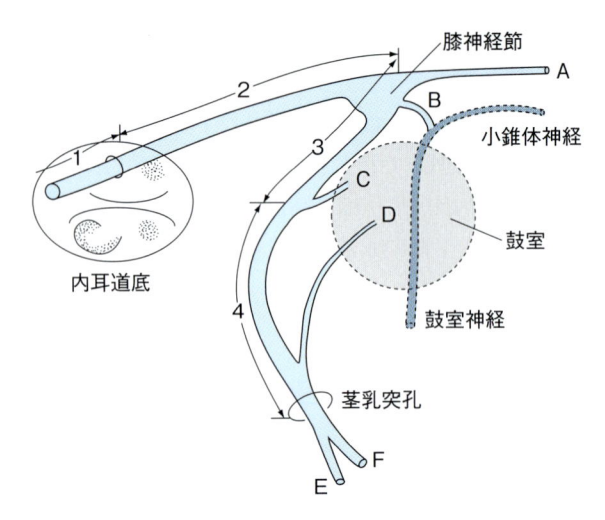

図3-6 顔面神経の走行と名称
1：内耳道部（internal auditory canal portion）
2：迷路部（labyrinthine portion）
3：鼓室部（水平部）〔tympanic portion（horizontal portion）〕
4：乳突部（垂直部）〔mastoid portion（vertical portion）〕
A：大錐体神経（greater petrosal nerve）
B：鼓室神経との交通枝
C：アブミ骨筋神経（nerve to the stapedius muscle）
D：鼓索神経（chorda tympani nerve）
E，F：側頭骨外顔面神経分枝
（野村恭也，ほか：耳科学アトラス．第3版，p118，シュプリンガー・ジャパン，2008より転載）

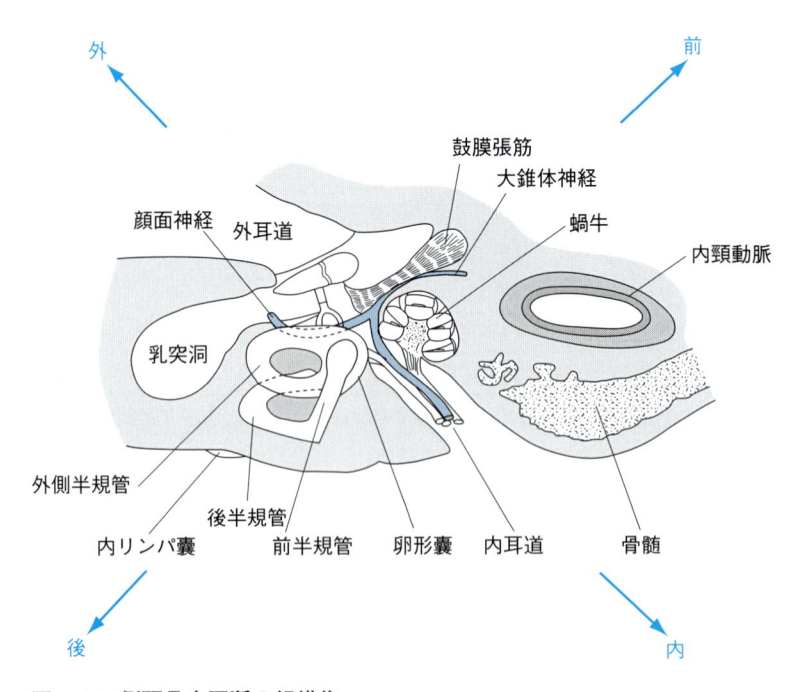

図3-7 側頭骨水平断の組織像
（野村恭也，ほか：耳科学アトラス．第3版，p2，シュプリンガー・ジャパン，2008より一部改変して転載）

本項では，めまいを伴うものと伴わないものも含めて，日常遭遇するであろう代表的な疾患に限定して言及してみた．

中枢性顔面神経障害（多くは神経内科の領域である）

①メビウス(Maebius)症候群（先天性両側顔面神経麻痺）
　生下時から顔面麻痺がみられ，同時に外転・動眼・三叉・舌下神経などの不全麻痺を呈する例もある．脳幹の脳神経核形成不全による．
②ウェーバー(Weber)症候群（上交叉性片麻痺）
　中脳の障害で一側の顔面神経麻痺と反対側の動眼神経麻痺が生じる（交代性の運動麻痺）．
③フォヴィル(Foville)症候群
　脳幹（橋）出血による．詳細は「column ⑧」を参照のこと．
④ワレンベルク(Wallenberg)症候群
　延髄背外側の出血による．詳細は「column ⑨」を参照のこと．

●治療法

それぞれの病因に対応する．フォヴィル症候群とワレンベルク症候群は特に緊急的対応を要し，脳出血対策と絶対安静，呼吸管理を徹底すること．ただし，中枢性の頻度は低い．

column ⑧

『病草紙』の鋭い描写：顔面神経麻痺

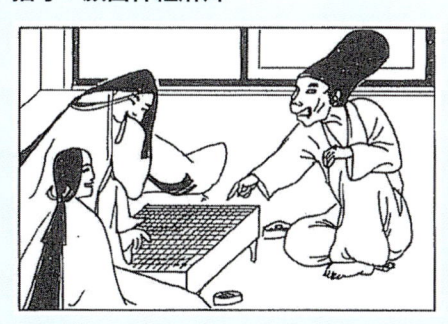

立川昭二著『日本人の病歴』に紹介されている『病草紙（やまひのさうし）』の中の「風病の男」がこのコラムの主人公である（上図）．
「2人の女を相手に男が碁を打っている．ところが，この男，立派な烏帽子（えぼし）をかぶっているのに，きちんと座れないのか立膝をし，しかも眼はつりあがり，口はゆがみ，頬はひきつり，手もままならないのか碁盤を必死に指さしている．女たちは，その様子がおかしいのか，口に手をあてて嗤（わら）っている．絵（土佐光長）にそえられた詞書（ことばがき）（寂蓮法師）には，「ちかごろ男ありけり．風病によりて，ひとみつねにゆるぎけり．厳寒に，はだかにてゐたる人の，ふるひわななくやうなむありける」（立川）．
『病草紙』は，平安末期から鎌倉初期につくられた絵物語の1つである．この当時の「風病」といわれる疾患は広い意味をもっており，主に神経系の疾患を指したが，リウマチ

や脚気，感冒までも含んでいたそうである．しかし，この絵に示された男はまさに神経疾患である．

　ヒトでも動物でも，ものを見よう（注視）とすれば，眼球には止まってもらわないとぐあいが悪い．しかし，脳幹（や小脳）が障害されると，律動的に動いてしまう．これを「注視眼振」というが，「ひとみつねにゆるぎけり」と記されているのは，この注視眼振の世界初の記載ではないだろうか！　すでにこの時代に「ひとみゆるぎ」（＝眼振）として観察していたとは，昔の日本人の鋭い観察力に驚くばかりである．

　さらに，すぐれた絵からは，それ以外の神経学的症状として，以下の事柄が考えられるという〔『神経耳科医のために』（村主好弘，ほか編）〕．

　まず第1に，顔面麻痺は，絵を見ると明らかに左に曲がっている．これは右顔面神経麻痺があるためである．

　第2に，眼球は左に偏位している．そして手で指しているにもかかわらず，眼球が右にいっていない．そして文章にあるように，ブルブル震えるように眼振が出現しているのであろう．

　右注視障害があることは確かである．このことから障害は（脳幹の）橋右側の顔面神経，またはその核およびPPRF（橋の背側傍正中帯）を含む部分が考えられる．

　第3に，上肢，下肢を含めて，麻痺の点ではどうか．このことについて神経学の先生の意見を聞いてみた．「右片麻痺だと，この絵のように十分に指せないでしょう．右側には麻痺はないとみてよいでしょう．眼症状と顔面麻痺から病巣が右橋ということになれば左片麻痺が問題になるわけですから，フォヴィル（Foville）の症例を参考にしてみましょう．……だから左立膝や左手の垂れ下がり方には，もしかすると，わずかな左の不全麻痺があるかもしれませんが……」というご指摘を受けた．ということは，この絵はまさしくフォヴィル症候群の図である，というふうに分析できてしまうのである．

　日本人が，とうの昔に若干の詞書と正確な絵で残していた1つの神経疾患（風病）が，近代的な医学的記載としてはじめて登場するのは1858年まで時代を下らねばならなかった．すなわち，フランス人医師フォヴィルが報告した，脳幹（橋）出血で倒れた43歳のセールスマンの症例である．ただしフォヴィルの1例の男性の場合は，風病の男とは障害部位は反対側であり，「左側の顔面神経麻痺と右側の上下肢の麻痺，すなわち交代性片麻痺があり，眼筋の独特な麻痺がある」というものである（下図）．

　『病草紙』はこのほか2つの図を示しているが，ヨーロッパはそのころまだ中世の深い眠りの中にあり，ペストの洗礼を受けるのはそれから200年後のことである．改めてわれらの祖先の優れた科学性に驚かされるのである．

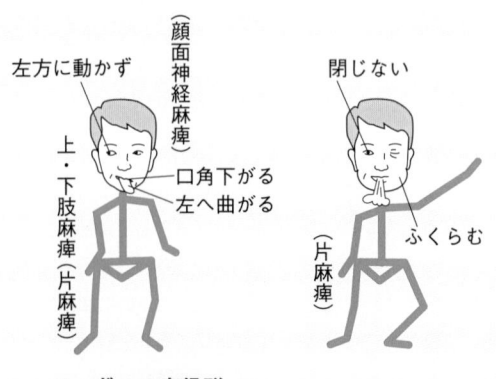

フォヴィル症候群
（左：橋の障害のとき）

column ⓽

ワレンベルク症候群と純回旋性眼振

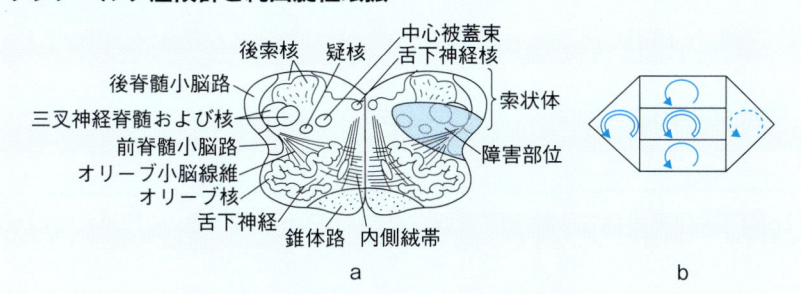

ワレンベルク症候群の障害部位（平山）と純回旋性眼振
a は延髄の横断面図．下が腹側，上が背側．青色の部分が出血による障害部位．b はそのときの眼振の図で，眼球が時計とは反対の方向に回旋する．

　本コラムでは，小脳より前下方に移り，延髄の背外側の急性障害で激しいめまいと特有の眼球運動を示す症候群を紹介したい．これは 1901 年 Adolf Wallenberg が最初に報告したもので，「ワレンベルク（Wallenberg）症候群」と命名されている．

　弱視でヘビースモーカーで大酒飲みという 38 歳の網づくり職人が，1893 年 9 月 9 日の夕方，葬式から帰宅したら突然激しいめまい発作におそわれ，床に倒れた．痛みが左顔面に広がり，声は嗄れ，飲みこみがうまくいかなかったが，意識を失ったりはしなかった．

　翌日もめまいのために起き上がれず，無理に起き上がろうとすると左に倒れたが，しゃがれ声のほかは気分はよくなった．20 日くらいして，ようやく 1 人で歩けるまでに回復した，というものである．どうやら大酒のたたりで血管が詰まってしまったらしい．

　この職人は左眼は生来盲で，右眼を何回か手術しており，「眼振があった」とだけ記されている．この病気は，目に障害のない患者としてはきわめて特徴的な眼運動がみられることで有名である．つまり，眼球が前後軸を中心に回る（すなわち反時計回り）「純回旋性眼振」が出現するのである（上図）．このような性質の眼振は延髄外側部位の障害以外にはあらわれないから，一見しただけで，この診断名がつく．このため，学生に対する試験のうち線で結ばせる形式の出題には格好のネタで，実際，筆者も何回か使ったことがある．それはさておき，ワレンベルクは報告をこう続けている．

　「10 月 26 日，左上肢の運動失調は明らかにまだ続き，一方，左下肢は運動失調のため，階段を下りるのが非常に困難であった．しかしその反対に階段を上るのは容易であった」．一見さりげない記述だが，これは大変に重要な記載なのである．われわれ「めまい専門医」は外来患者に対して「階段を下りるときに怖かったり，難しかったりしますか？」と必ず問うが，これは中枢性のめまい・平衡失調を発見する際の大事なポイントだからである．ところで，ワレンベルクのような熱心な医師にかかると，患者はいささかひどい目にあわされるものである．今日，こういうことを強引にやると新聞ダネにされて大騒ぎになってしまうが，発症から 2 か月たった時点で，ワレンベルクはこの患者を Danzich 医学会の席上，出席者に「供覧」しているのである．このときの患者の症状所見は次のようなものであった．

　「①歩行すると左へよろける，②左下肢にわずかな運動失調がある，③左声帯麻痺がある，④左舌半分の容積の増大がある，⑤左角膜反射が消失している，⑥顔面左半分，右体幹，右上・下肢の痛覚・温覚の障害がある」．

　③の声帯の動きについての観察は，現在ではもっぱらわれわれ耳鼻科医の「専売特許」

である声帯の動きにも中枢における障害の影響があらわれるということは，われわれの正確な診断を助けてくれるものである．

聴神経腫瘍

本腫瘍は本来「末梢性」なのであるが，腫大して angle（「小脳橋角部」のことを専門家仲間ではこう略称する）に圧迫症状を示せば中枢性と考えての対応が必要になるので，別立てとした．"angle tumor" としては neurinoma も meningioma も含む．

◯中枢性めまいの「常連」

- 迷路からの信号が脳へ送られる際のケーブルには2種類あり，蝸牛神経と前庭神経がそれである．このうち，主に後者に腫瘍が発生すると，「聴神経腫瘍」（acoustic neurinoma）と呼ばれる．種類は良性で癌の類ではなく，「神経鞘腫」（neurilemmoma）である．しかし，大きくなると「小脳橋角部」という個所へ進展して，生命の座である脳幹を圧迫するので，手術が必要になる病気である．これはすべての脳腫瘍の8％に相当し，「めまい外来」「前庭外来」で中枢障害として診断の確定する疾患のうち，1，2位にランクされるもので，いわば「常連」である．

- 聴神経腫瘍は耳（迷路）と脳との間から発生して脳を圧迫していくので，困ったことに，他の耳の病気と混同され，とかく軽くみられがちである．このため，これまでややもすれば発見が遅れがちで，クルミ大にまでなってしまい，めまい・平衡失調も強まり，顔面神経麻痺も起こり（顔面神経が内耳道を聴神経と併走しているため），脳圧亢進による嘔吐をみるに至って，初めて正確な診断名がつくという例も珍しくなかった．

- 初発症状は95％までが「耳鳴」で，そのうちの90％が，徐々に聞こえにくくなっていく．近所の耳鼻科へ行っても，鼓膜は異常ないし，「まあ，試しに耳管通気でもしてみましょうか」といわれる程度で，本人もそのまま放置しがちである．聴力検査をしてもらっても，「原因不明の感音性（神経性）難聴？」ぐらいにしかいわれない．これがめまいでもすれば，耳に水を入れる検査をしてくれるかもしれないが，たとえ反応が低くても「迷路機能低下症」といわれるかもしれない．

◯診断

- 早期発見のためには，聴力検査，温度試験に加えて画像診断という3拍子がそろわなければならない．なぜ画像診断が不可欠かといえば，左図のように神経のケーブルを囲む骨のトンネル（内耳道）の拡大がないか，その写真1枚が必要なのである（どんなちゃちな装置で撮ったものでもよい）．

- 聴神経腫瘍は早く見つかれば，小さいものは放射線のガンマナイフで消失して，開頭しなくてすむし，手術になってもそれによるダメージも少なく，脳

☞聴神経腫瘍の画像診断

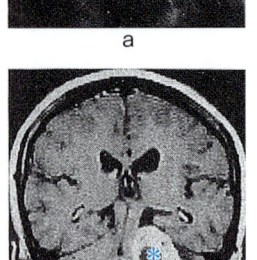

aは，額に平行な面で切った内耳道断層写真．カニの爪のように見えるのは内耳道という聴神経の入っているトンネルで，L（左）に腫瘍のため拡大しているのが見える（矢印）．
bは，同様の面で切ったMRI画像で，＊印のところに巨大な腫瘍が見られ，中心部は囊胞様となり，脳幹，小脳を圧迫している．

神経外科医による開頭など不要で，耳鼻科だけでも手術でき，聞こえも残して，顔も曲がらない．

ところで，先の3拍子をそろえにくかった先人の時代には，どうやってこの腫瘍を見つけていたのだろうか．そこで登場するのが「ブルンス-クッシング（Bruns-Cushing）の眼振」である．

ブルンス-クッシング（Bruns-Cushing）の眼振

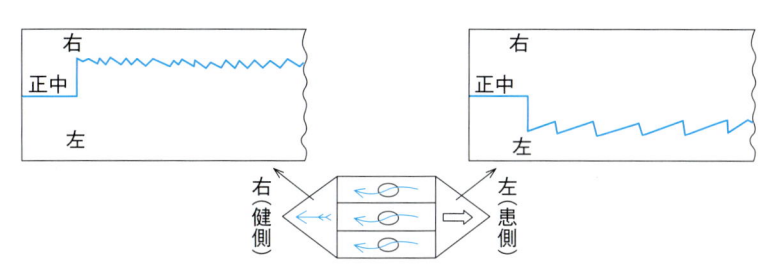

上の2つの図は，眼振電計の記録の略図．
下の亀甲形の図は，カルテに記載するときのものである．

どのような眼振なのかを説明する．上の眼運動記録に見るように，裸眼で側方を注視したとき，一方向ではゆっくりと大きく眼振が打ち，反対側を見たときは，小さく速く打つ．これが確認されたときは，大きく打つ側の小脳橋角部の障害（多くの場合は聴神経腫瘍）が考えられるというものである．これはやはり診断手段の乏しい当時としては，画期的な「診断学」といってよいだろう．

考証（村主）によると，ドイツ・ハノーバーの神経科医 Bruns は1858年に生まれ，1928年に没しているが，彼は自分でこの眼振を命名したのではないらしい．1908年に再版された『神経系の腫瘍』の中に「さらに障害側あるいは両側への眼振があることである．このことは Stuart や私が観察したように障害側への眼振は粗・緩，反対側への眼振は微・速に打った．これらは脳幹の障害によって生じる眼振で……」と記載しており，この説明のとおりだと，正確には「Bruns-Stuart の眼振」といわねばならなくなる．

ところが，アメリカの Cushing のほうが，論文にはしていないが，1年早く講演していたそうである．論文に書いたのは9年後（1917年）の『聴神経の腫瘍』の中で，「すなわち大部分の臨床例では水平性方向の眼振があらわれる．それは健康側よりも，病側を注視したときに，より大きく，緩ではっきりした眼振であった」としている．したがって，両者に敬意を表して「Bruns-Cushing の眼振」というのが，より正しいことになりそうである．

- さて，最近はどうであろうか．68頁左図 b の画像は CT ではなくて MRI によるものであるが，このように巨大な聴神経腫瘍となる症例は珍しくなってきた．その理由は，市中病院の多くに CT や MRI が普及し，巨大化しない

うちに「予期せぬ発見」に会えるようになったからである.
- ちなみに筆者のところでも，最近，耳や鼻を三次元で撮れ，X線被曝量が少なく(1/100)，34倍の解像力のある最新の3D-CT "Accuitomo"（モリタ製作所）を設置した（第1章2の図1-3, 20頁を参照）.

画像が決め手の聴神経腫瘍

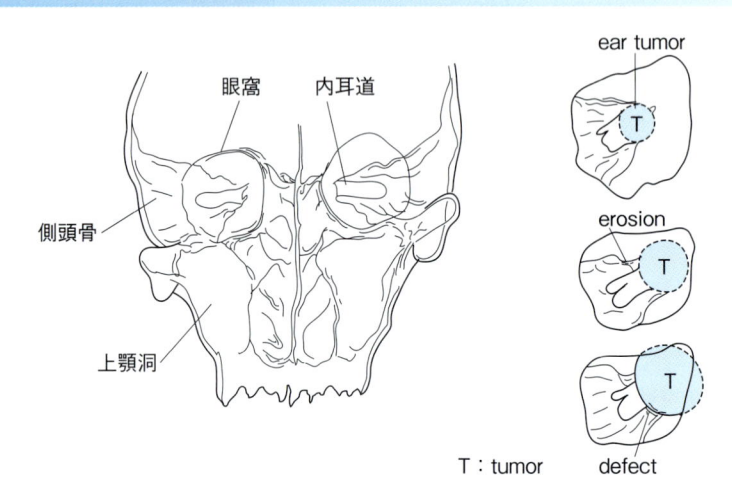

【聴神経腫瘍の特徴】
- 内耳道または内耳道口に原発する神経鞘腫(neurinoma)である.
- 先天性のものではなく骨構造の変化は侵食性のものである.
- 最低1枚の「顔面正位単純X線像」でも見当はつく（上図）.
- CT, MRIでは明白に像が出る.

末梢性（核下性）顔面神経障害

側頭骨に入ってからのものであるが，髄外から内耳道内に入る間隙で起こる疾患を述べる.

1. 神経血管圧迫症候群(neuro-vascular compression：NVC)

- 髄外から側頭骨に入るまでの短い髄液空間に前下小脳動脈からの分枝がループ状になり，第Ⅶ・Ⅷ脳神経一体となり神経鞘(Schwann鞘)に含まれた1本のbundle上に乗っかり，拍動を伴って圧痕をつくり，多くは顔面痙攣をきたす.
- 筆者の耳鼻科での最初の報告例では，めまい，耳鳴，難聴を伴い聴神経腫瘍疑いで 開頭した症例もある（二木隆ほか：耳鼻臨床 74：2249-2256, 1981）.
- 顔面痙攣では，Jannettaの三叉神経痛の手術と並んで神経幹に乗った血管のループを移動させる手技であり，近ごろでは脳神経外科医の好んで行う手術となっている.

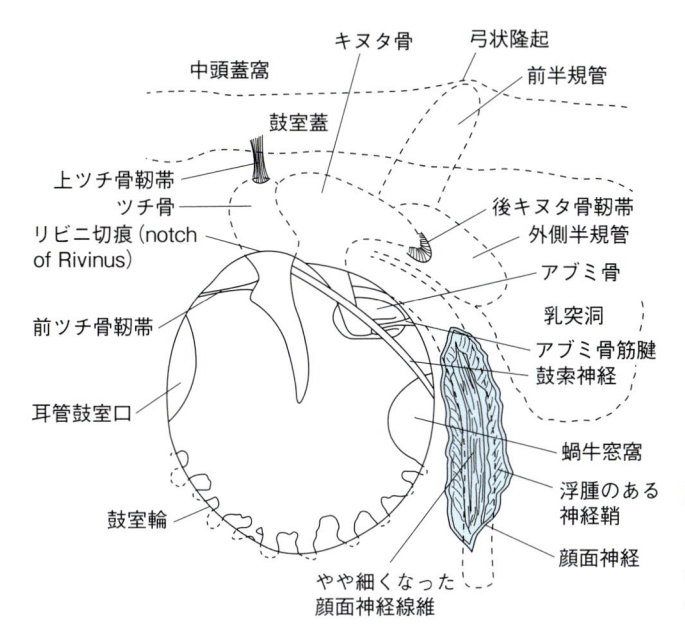

図3-8 顔面神経管開放術（ベル麻痺）

（野村恭也，ほか：耳科学アトラス，第3版，p63，シュプリンガー・ジャパン，2008より一部改変して転載）

2. ベル麻痺（Bell's palsy）

- 顔面一側のみの長時間寒冷被曝で発症したと初めて報告されたが，病態としては，図3-6（64頁）の3. horizontal portionや4. vertical portionで骨性の顔面神経管内でSchwann鞘に浮腫が起こり，中の顔面神経に絞扼が加わり麻痺を起こす，非細菌性のidiopathicなものとして総称されている．多くはめまいはない．
- 治療法としてはステロイドの点滴，頸部交感神経節ブロックのあと5% CO_2入りの酸素吸入や高圧酸素などで神経鞘浮腫の消退を保守的に行って多くは寛解していくが，麻痺の改善の遅いものでは手術的に顔面神経管開放術を行う（改善率良好）（図3-8）．
- 最近の報告には，ステロイドに加えて，抗ウイルス薬を使うと成績がよく，単純ヘルペスウイルスの存在も示唆されている．

3. ラムゼイ・ハント症候群（Ramsay Hunt syndrome）

- これは耳性帯状疱疹（herpes zoster oticum）と呼ばれ，水痘ウイルスの神経内潜伏が生体の抵抗力低下に乗じて，一側の節状神経に沿って発症するもので，外耳および鼓膜に有痛性のspotを伴い，第Ⅶ，Ⅷ脳神経を侵す．
- すなわち，激しい耳痛とともに耳鳴，難聴，顔面神経麻痺，時にめまいをもきたす．軽いものでは耳痛と顔面神経麻痺のみのことがある．疲労，感冒，寒冷曝露などのあとに続発する．
- 診断の要点は，耳痛の確認と耳介・外耳道および鼓膜に赤いspotを確認することである．治療はベル麻痺に準じ，同時に有痛部には抗ウイルス薬軟膏および抗ウイルス薬の内服である．
- ベル麻痺よりは時間がかかるが，必ず寛解すると納得させ（特に女性），向神経ビタミン剤などで観察していく．口や顔を動かすリハビリテーションも自

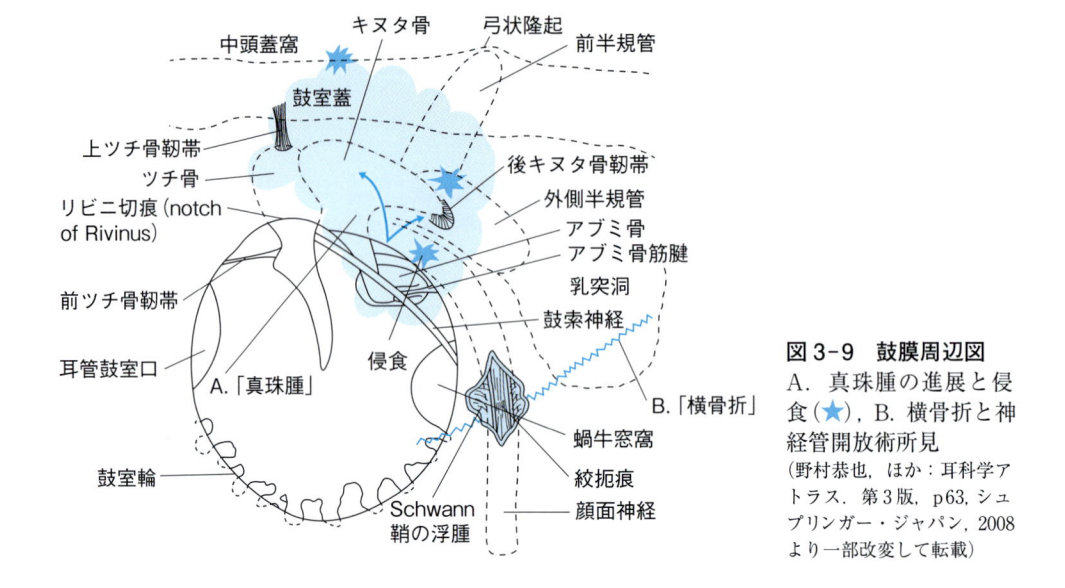

図 3-9 鼓膜周辺図
A．真珠腫の進展と侵食（★），B．横骨折と神経管開放術所見
（野村恭也，ほか：耳科学アトラス．第3版，p63，シュプリンガー・ジャパン，2008より一部改変して転載）

分で行わせる．

● 4．真珠腫性中耳炎に続発する顔面神経麻痺

- この真珠腫は骨を融解して腫大するので，あなどると危険である．耳漏が臭いと患者がいえばまず本疾患と考えてよい．
- 鼓膜後上方のアブミ骨上方に発症し，耳小骨を溶かし，顔面神経管や，硬い外側半規管を溶かし，天蓋に接し，髄膜炎すら起こす（図3-9A）．
- めまいや顔面麻痺をきたす中耳炎は，可及的速やかな手術郭清が必要である．

● 5．側頭骨骨折

- 側頭骨（temporal bone）のtemporalには古くは「打撃により命を落としやすい」という意味があったというし，現代でも野球のヘルメットはこの骨を守るために考案されたものである．
- 頭部外傷後，めまい，難聴に加えて顔面神経麻痺があれば，画像により側頭骨に「縦骨折」か「横骨折」が存在するかどうかを確認し，場合によっては「顔面神経管開放術」を遅滞なく施行する必要がある（図3-9B）．施行すれば劇的に改善する．

● 6．自己免疫性顔面麻痺

- Guillain-Barré症候群，Heerfordt症候群，Melkersson-Rosenthal症候群がある．
- これらは反復性（一側性または両側性）のものが多く，ステロイドによく反応する．糖尿病の合併も多く慎重な判断が必要であるが，いずれもまれな疾患である．

3 良性発作性頭位めまい症

　良性発作性頭位めまい症がなぜ本書の1項目であるかというと，本疾患は図3-10でわかるように，メニエール病とともに末梢性めまいの両雄であるからである．

Naming：提案も含めて

- BPPV ＝ Benign　　Paroxysmal　　Positional　　Vertigo
　　　　＝ 　良性　　　　発作性　　　　頭位性　　　めまい
　　　　（内耳性）　（急に起こり，ある）　（その体位）　（回転性めまい）
　　　　（※悪性＝中枢性）（体位で誘発される）　（をいう）　　（＋嘔吐）

- 「悪性」発作性頭位めまい症もあるが，小脳・脳幹出血に限られ，数は少ない．
- 「発作性」とはメニエール病のような発作ではなく，ある体位をとることでめまいが起こることによる．筆者はむしろ「誘発性」のほうが実際に則していると考える．

> **NOTE**
> 筆者としては，benign（良性）とparoxysmal（発作性）の訳語は不要で，単に「頭位性めまい」（positional vertigo）とすべきだと考える．

History

- 1921年：Bárányが患側右の同僚医師の本症を報告した．「前庭迷路に起因する」とした．
- 1952年：Dix & Hallpike（英国）が104例の本症をまとめて，初めて独立した疾患単位としてBenign Paroxysmal Positional Vertigo（BPPV）とネーミングし，かつ「耳石障害」によると結論づけた（表3-1）．

末梢性めまい〔N_1＝764（/1941＝N）〕

| メニエール病 325（42.5％） | 良性発作性頭位めまい症 302（39.5％） | 遅発性内リンパ水腫 32（4％） | 前庭神経炎 30（4％） | その他 |

中枢性めまい〔N_2＝202（/1941＝N）〕

| 小脳橋角部腫瘍（聴神経腫瘍を除く）46（23％） | 脊髄小脳変性症 43（21％） | 聴神経腫瘍 29（14％） | 先天性眼振 21（10％） | ワレンベルク症候群 18（9％） | 小脳障害 18（9％） | 多発性硬化症 18（9％） | その他 |

図3-10　東京大学病院前庭外来でのめまいの内訳（1986～1990年のまとめ）

表 3-1 良性発作性頭位めまい症の診断の手引き

1. 空間に対し特定の頭位変化をさせたときに誘発される回転性めまい
2. めまい出現時に眼振が認められるが，次の性状を示すことが多い
   ① 回転性要素の強い頭位眼振
   ② 眼振の出現に潜時がある
   ③ めまい頭位を反復することで眼振は軽快または消失する傾向をもつ
3. めまいと直接関連をもつ蝸牛症状，頸部異常および中枢神経症状を認めない

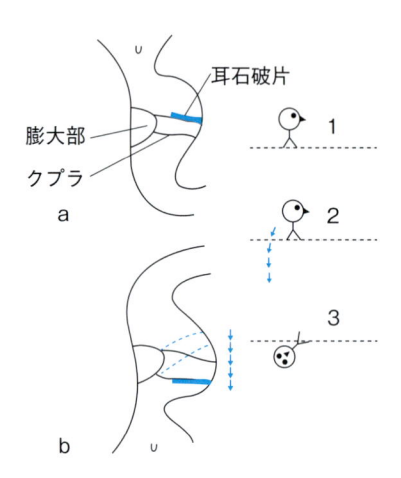

図 3-11 cupulolithiasis theory
Hallpike 頭位をとると（1〜3），a→b のように後半規管のクプラ面（耳石破片付着）が逆転しクプラが偏位するが，破片がクプラから脱落すると偏位は戻る．
（加我君孝：めまいの構造．改訂第2版，p86，金原出版，2007より引用）

- 1979年：Schuknecht（米国）は耳石器からの破片（炭酸カルシウムの結晶）が後半規管クプラに付着したために生じる石灰化症説（cupulolithiasis theory）を発表（図 3-11）．
- 1988年：Semont ら（米国），耳石浮遊物置換法を発表．
- 1992年：Epley（米国），同上発表．その後わが国でも流行する．

「頭位性めまい」とメニエール病の違い：予後の決定的な違い

- メニエール病は，進行性であり，両側性の恐れあり（28％）．
- メニエール病は，耳鳴が持続し，難聴は進行し，時に自殺まで招く．
- メニエール病の激しい回転性めまいは，3日でおさまるが，必ず再発する．
- 頭位性めまいの再発は約25％（二木）である．

耳石器のおさらい（直線加速度＝重力・遠心力のセンサー）

- 動物（クラゲからヒトまで）には体平衡のセンサーが必要．三半規管より古い．
- その構造と位置（図 3-12）：位置は蝸牛と三半規管の間．2つの「平衡斑」

(卵形嚢・球形嚢)は「物をすくう」ように直交させた手掌の位置で360度の対応ができる重力センサーである.

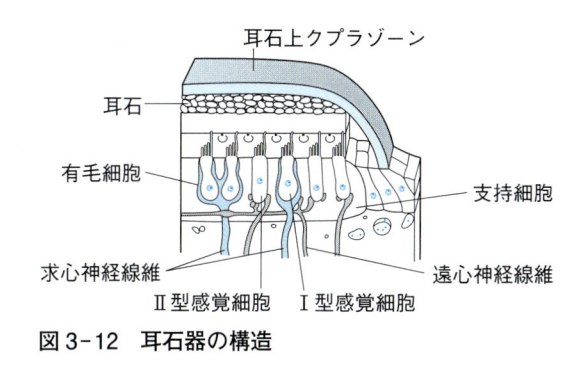

図3-12 耳石器の構造

耳石機能検査法

代表的な検査である頭位変換眼振検査法(Stenger法, Dix-Hallpike法)を図3-13, 14に示す.

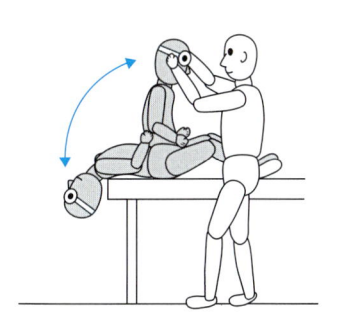

図3-13 頭位変換眼振検査(Stenger法)
被検者が装着しているのはフレンツェル眼鏡である. 懸垂頭位にするとき頸を左右に捻転させると, Dix-Hallpike法になる.

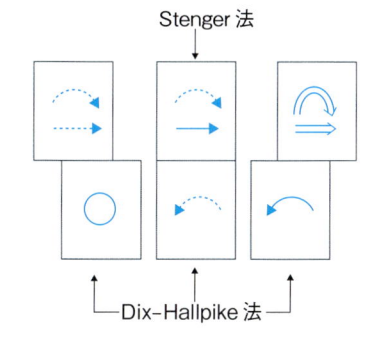

図3-14 頭位変換眼振検査(Stenger法とDix-Hallpike法)
上段の箱は懸垂頭位にしたときの眼振, 下段は座位に起こしたとき, 右上の箱は右への捻転, 左上は左への捻転時の眼振をあらわす.

☞手製フレンツェル眼鏡のつくり方(内科医向け)
〔つくり方〕
学童用虫眼鏡 → 枠を外す → 裏からセロテープ固定 → スキー用ゴーグル 黒くないUVカットのもの

〔使い方〕
検者がペンライトをあててのぞく
被検者 (買えば高い)

診断のポイント

①まず問診で押さえるべき要点は, 初回のめまい(回転性)の起こりかたをしっかり聞き出すことである. 患者は,「横になってテレビを見ていて体位を変えたら……」「夜間トイレに立とうとして, こっち向きになったら……」「目覚まし時計を止めようと手を伸ばしたら……」「棚の上の物を取るとき」「靴をかがんで履くとき」など, かなり明白に述べる.

②しびれ, 震え, 麻痺, 複視, 気を失う, といった神経症状や耳鳴・難聴のないことを押さえる.

③同じめまい頭位をとっても, めまいそのものは次第に弱まってきたか(減

弱するかどうか）を確認する．中枢性めまいでは反復による減弱はない．
④発症後，日の浅い人には，ベッドの上などで「めまい頭位」（めまいのする頭位）をとってもらう．フレンツェル眼鏡がなくても，閉眼したまぶたの上から律動的な眼振が観察できることが多い．
⑤フレンツェル眼鏡で頭位変換眼振（図3-13，14）を確認すれば確定診断が得られる．

治療のコンセプト（病期に対応した治療法）

A. 発作期：メニエール病発作期に準じる．
　　ホリゾン® 10mg 筋注
　　プリンペラン® 1A 筋注
　　補液 ソリタT3® 500mL またはメイロン® 100〜200mL 点滴
B. 急性期（3日位）
　　ホリゾン® 10mg 筋注
　　ソリタT3® 200〜500mL ⎫
　　サクシゾン®（ステロイド） 100mg ⎬ 点滴
　　メチコバール® 500μg ⎪
　　ATP® 120mg ⎭
C. 亜急性期（約1週）
　　メイロン® 40mL ⎫ 静注
　　メチコバール 500μg ⎭
　　〈処方例〉セファドール® 3錠 ⎫
　　　　　　エリスパン® 3錠 ⎬ 分3
　　　　　　メチコバール 250μg 3錠 ⎪
　　　　　　ATP 3.0mg ⎭

生活指導のポイント

①めまいを誘発する頭位をとるとかなり激しい回転性めまいを経験し，時に嘔吐も伴うので，患者は「動くと危険だ」と思いこんでしまうことが多い．
②「めまいは強かっただろうが，内耳の引力のセンサーの故障だから危険なめまいではない」と，本病を理解させることが大切である．
③その上で「めまいを怖がって寝てばかりいると治らない」と勧めて，軽い作業や就業復帰準備をさせる．
④浮遊耳石置換法（図3-15）などを行ってみるのもよい．
　・aは簡便でリスクなし．
　・b，cはめまい専門医に任せたほうがよい．

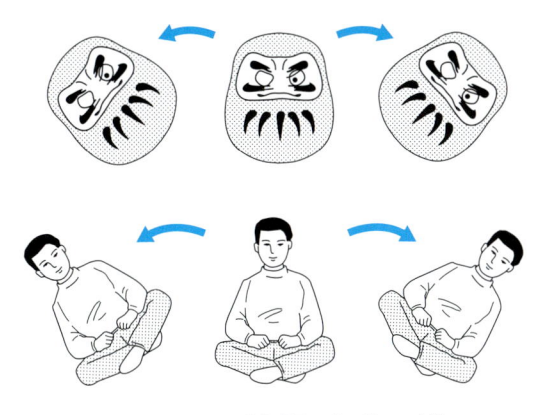

a. Brandt-Daroff（ブラント-ダロフ）法

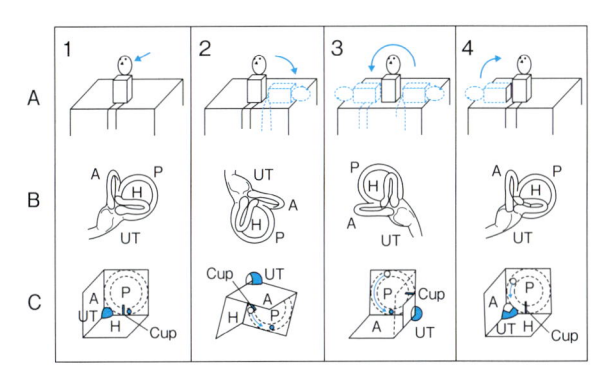

b. Semont 法

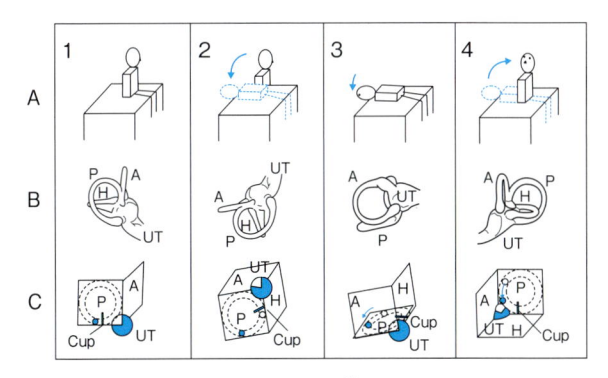

c. Epley 法

図 3-15　浮遊耳石置換法
（a は二木　隆：めまいの医学．中央書院，1990 より引用・改変，b は Adv Otol Rhinol Laryngol 42, 1988, c は Otolaryngol Heart Neck Surg 107, 1992 より引用）

3．良性発作性頭位めまい症

以下に，東邦大学医療センター佐倉病院で実施されている運動療法を示す．

東邦大学佐倉病院方式の良性発作性頭位めまい症の運動療法（患者説明用）

良性発作性頭位めまい症と医師より診断された方は，この運動療法を施行してください．

① 寝起きの運動をゆっくり繰り返す（手をついてもかまいません）

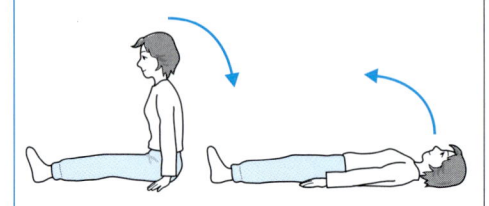

ベッドや床に横になって，繰り返します．背を押さえてもらいながら行うと楽です．寝起きで2～3秒そのままの位置で止めてください．腹筋運動ではありませんから，手をついて，体を保持しながら行ってください．

② 床を向く，天井を向く運動を体全体を使ってゆっくり繰り返す（椅子に座っても可）

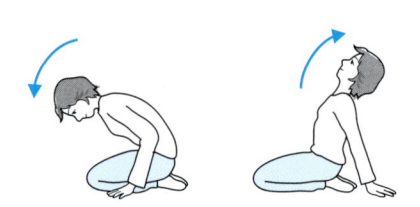

床を見るように頭をできるだけ下げて，一呼吸その位置で止まり，ゆっくり天井を向きます．またその位置で一呼吸止まりこれを繰り返します．めまいがしたら，めまいが止まるまで，その位置に頭を保持してください．首だけで行わないように．ゆっくり動かしてください．

③ 寝返りの運動を体全体でゆっくり行う

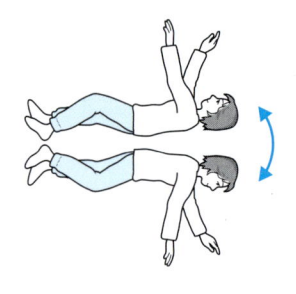

左右の寝返り運動です．寝返った位置で，一呼吸止まり，ゆっくりと反対へ向きます．これを繰り返します．絶対に首だけで早く回したりしないこと．めまいがしたら，その位置でめまいが止まるまで保持します．めまいが止まったら反対にゆっくり寝返りする．

【ポイント】

- めまい症状を繰り返している場合，1回の運動は5～6回繰り返してください．それを1時間おきに，めまいを起こしても怖がらずに頑張って行ってください．気分が悪くなったら休んで，落ち着いたらまた始めてください．

- ②は正座でも椅子に腰掛けて行ってもよいです．膝の悪い場合は，椅子に腰掛けて行ってください．

- ②や③の運動は首だけを動かして行わないように注意してください．

- この中で可能な運動だけでもよいので，行ってください．

- めまいが改善されても，予防のために1日5回以上は運動を行う習慣をつけて，寝る前，起床時には必ず行ってください．

【解説：運動療法の行い方について】

- 良性発作性頭位めまい症は，非常に特徴的なめまい症状を自覚します．
- 静かに寝ているときや座っていて頭が動かない状態ではめまいは起こりません．しかし，起き上がろうとしたときや，寝返りしたり，下を向いたり上を向いたりして頭部が動いたときにめまいが繰り返されます．
- このように，頭が動くと繰り返しめまいが起こるために頭を動かさないようにしていると，非常に治りが悪くなります．かえって，めまいを起こすように何度も動かすことで，早くにめまいから解放されます．ただ，子供のころに乗り物に酔いやすかったような方は，めまいで悪心・嘔吐症状が強く出るために，めまいを起こすことを嫌がるために，めまいを長引かせたり，繰り返したりします．悪心の強さと内耳の障害の強さは必ずしも比例しません．
- この治療法は，良性発作性頭位めまい症の診断が確実についた患者のみに行ってください．このめまいは，頭部の動きが少ない生活をしている方に起こりやすいことがわかっています．運動をしない生活（ゴルフや散歩などは頭部が動かない運動なので，良性発作性頭位めまい症には役に立ちません），仕事柄座っての事務職や，すぐに横になるような生活をしている方は，再発を繰り返しやすいので注意をしてください．
- この体操は，運動というほどのものではありませんが，良性発作性頭位めまい症を繰り返したくないと思われる方は，このような頭位運動療法を生活のなかでも行うような習慣をつけてください．
- 運動療法の基本は，ゆっくり行うこと．頭部の位置は，下を向いたり上を向いたり，寝返りしたりの各頭位の位置で，必ず1〜2秒間止めること．次の頭位に移る速度はゆっくり動かして行うことを必ず守ってください．早く動かすことで早くよくなることはありません．むしろ，頸部痛や腰痛を起こしますので，絶対に早い動きはしないことを守ってください．また，腰痛のある場合には，体操の①は行わないようにしてください．寝返りの体操は体全体で寝返りの動きを行いますので，このときには枕を置いたほうが良い方は枕を使ってください．目は開いても閉じても効果には影響しません．めまいが繰り返し起こっているときは，体操の回数をたくさん行うようにしたほうが早くよくなります．一度にたくさんの回数を行うより，1日に10〜20回に分けて1回4〜6回の体操を繰り返すほうが効果的です．また，3つの体操を一度にすべて行う必要はなく，どこかに座ったときには②の体操，家にいるときには②と③など，そのときにできる体操を行います．めまいが起こらなくなって，もとの動かない生活に戻ると，再発することがあります．動きのある生活を続けるようにすることが再発防止になります．運動をするような生活を送るようにしましょう．

（提供：東邦大学医療センター佐倉病院　山本昌彦教授のご好意による）

症例

患者　女性(主婦)，66歳．

現症

- 20日前に寝ていて目が覚めたら，時計回りの回転性めまいをきたした．嘔吐をし，歩行はふらつき，右側を下にできなかった．歩行はやや左に偏倚したという．耳鳴，難聴はなし．
- 3日で離床したが，家事で上下に頭を動かすとふらつきを覚え，初診時にも残っていた．
- 複視(−)，振戦(−)，しびれ(−)，ろれつの悪さ(−)，失調性歩行(−)

既往歴

- 20年前に乳癌手術あり，高血圧あり，頭部外傷(−)

所見および検査結果

- 歩行入室，応答良好，顔面神経麻痺(−)，鼓膜所見：正，聴力検査：正常，検査と画像のまとめは表3-2のとおりであった．
- ほかに甲状腺腫大傾向があったので，TSH，T_3，T_4 をチェックするも euthyroid(甲状腺機能正常)であった．
- ほかにシェロンテストにて(+)であった．
- 投薬および生活指導(76頁)により1.5か月後に眼振は消失，軽快した．

表3-2　検査結果

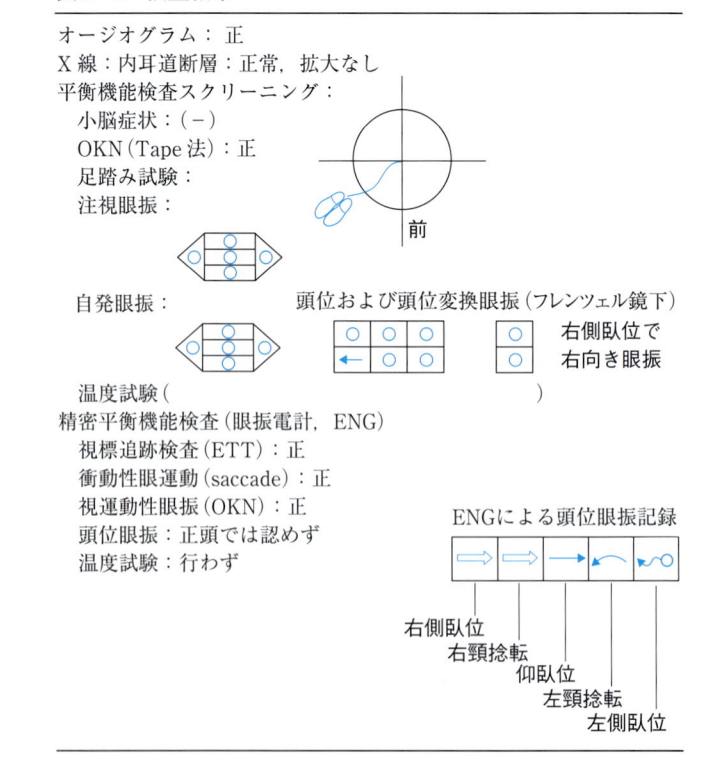

オージオグラム：正
X線：内耳道断層：正常，拡大なし
平衡機能検査スクリーニング：
　小脳症状：(−)
　OKN(Tape法)：正
　足踏み試験：
　注視眼振：
　自発眼振：
　頭位および頭位変換眼振(フレンツェル鏡下)
　　　右側臥位で右向き眼振
　温度試験(　　　　)
精密平衡機能検査(眼振電計，ENG)
　視標追跡検査(ETT)：正
　衝動性眼運動(saccade)：正
　視運動性眼振(OKN)：正
　頭位眼振：正頭では認めず
　温度試験：行わず

ENGによる頭位眼振記録
右側臥位／右頸捻転／仰臥位／左頸捻転／左側臥位

4 メニエール病

メニエール病命名の由来

　フランス人医師 Prosper Ménière が 1861 年，めまいは内耳からくるという報告を行った．彼は，突然激しいめまい発作を起こして聾となり，5 日後に死亡した少女の剖検結果より，内耳の半規管に血性浸出物をみたが脳には何の変化もなかったことを経験し（もちろんこの症例は今日いうところのメニエール病ではないが），9 例のめまい患者の詳細な報告を行い，内耳に由来するめまいのあることを述べた．

☞プロスペール・メニエール（1801 〜 1862 年）

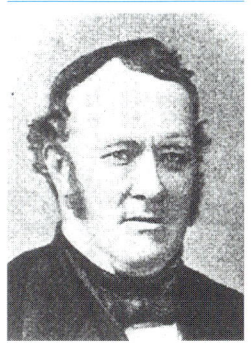

肖像は 2 つあり．これは晩年のものである．

発症原因

　梅毒，ウイルス性内耳炎，白血病，時には耳硬化症のように，原因既知の内リンパ水腫を除外した「特発性内リンパ水腫」をメニエール病とする立場（北原正章ら）からすれば，発症原因は不明といわざるを得ない．疫学，その他の調査から背景因子を探ると，①有病率は対人口 10 万人あたり 16 〜 38 人程度で，②黒人は白人の 1/2 程度の発病率であり，③男性では 40 歳代，女性では 30 歳代にピークがみられるが，女性のほうが多く，女性の社会進出に伴う現象と考察されている．④地理的には，関東以西に多く，東北以北に少ない傾向が認められた．⑤季節には関係ないとされているが，筆者の経験では，発作は気圧の谷が通るときに起こりやすいようである．⑥家族発症，飲酒歴，喫煙，騒音，自動車運転歴なども関係ないとされているが，⑦職業的な面では専門技術職に多く，農林業，単純技能労働者には少なく，⑧発作は，夜間より，起床時，昼間または頭脳肉体疲労時に多く，⑨精神的，肉体的ストレスが誘因となることが示唆されている．

診断基準

　症候学的な診断基準としては，厚生省特定疾患「メニエール病調査研究班」（班長：渡辺勈）の診断基準で十分であり，国際的にも評価されている（表 3-3）．

表 3-3　メニエール病の臨床診断基準

1. 病歴からの診断
    ①めまい：発作性の回転性（時に浮動性）めまいを反復する
    ②耳鳴・難聴の随伴：めまい発作に伴って変動する耳鳴・難聴がある
    ③第Ⅷ脳神経以外の神経症状がない
    ④原因不明である．原因既知の末梢性めまい疾患を除外する
2. 機能検査からの診断
    ①聴力検査：補充現象陽性の内耳性感音難聴で，メニエール病に特徴的な，変動する聴力像を認める
    ②平衡機能検査：発作時の眼振所見，間欠期の規則性体平衡障害，温度反応低下など内耳障害の所見を認める
    ③神経学的検査：めまいに関連する第Ⅷ脳神経以外の障害を認めない
    ④内リンパ水腫推定検査：グリセロール試験，蝸電図検査，フロセミド試験の陽性は内リンパ水腫存在の判定の助けとなる
    ⑤他の耳鼻咽喉科学的検査，内科学的検査，臨床検査学的検査などで内耳障害の原因を認めない
    ⑥誘発耳音響放射（EOAE）：内耳性感音難聴の判定の助けとなる
3. 画像検査からの除外診断
    現時点では中枢性めまい疾患の除外診断のため，頭部CT，MRI，頸部MRAを行う
    慢性期だけでなく急性期のめまい疾患の診断にも行う
4. 鑑別診断
    中枢性めまい疾患以外に聴神経腫瘍，両側性進行性感音難聴，めまいを伴う突発性難聴，遅発性内リンパ水腫，外リンパ瘻，内耳梅毒，neurovascular compressionによるめまい，原田病などを除外する

以上の機能検査，画像検査は症例に応じ適宜行い，また鑑別診断の補助に用い，診断確立に全力をあげる

> 1の病歴で①～④が存在するときはメニエール病を疑い，2の機能検査で①～③があり，3の画像検査，4の鑑別診断で除外診断がなされればメニエール病が確実である．2の機能検査の④～⑥は参考にする．間欠期の検査で病歴を満たすが検査で陽性所見がなく，かつ否定所見もない場合はメニエール病がほぼ確実とし，経過をみて診断する

column ⑩

メニエール病の苦痛：文学，絵画で表現された病悩

　メニエール病の主徴候は，悪心，嘔吐を伴う激しい回転性めまい発作と，耳鳴，難聴である．この病気はメニエールの発表以後増えたわけではなく，それ以前からあったのはもちろんである．例えば，かのローマの英雄ジュリアス・シーザーも一説によればこの病気だったといわれる．シェイクスピアの戯曲『ジュリアス・シーザー』（中野好夫訳，岩波文庫）の第一幕第二場の場面から，シーザーは左の耳が聞こえず falling sickness（卒倒症）だったといわれる．

　かのガリバーを書いた英国の作家オリバー・スウィフトもこの病気と伝えられるが，大正・昭和の文学者倉田百三は間違いなくメニエール病だったと思われる．彼は『絶対的生活』の中で以下のように，その病悩のありさまを縷々記している．「音が次第次第に強く，乱調子になってくる．松風や川瀬の音はいつしかジンジンという音となり，ガンガンという金属性の響きとなり，後には警鐘のごとき音となった．（中略）この障碍は眩暈となって猛然と再現してくるのである」「それからはあらゆる対象が動揺し回転しだした．世界にただの1つも静止しているものがない．大地も畳も波のように動揺する．机上のあらゆる物体，インキ壺からペン軸に至るまで，本を開けばあらゆる活字が動揺し回転する．それを耐えることは容易なことではなかった」．彼の記述によれば，患側は右の耳と考えられるが，ただ1か所，「今度は左の耳も一緒に鳴りだした！」とある

ので要注意の状態にあったはずである.

　さて,作家はこのように連綿とみずからの病状を書きつらねることができるが,画家の場合はどうであろうか.後期印象派の巨匠として,その後の近代絵画に大きな影響を与えたフィンセント・ファン・ゴッホ(1853～1890年)は,晩年,パリから南フランスのアルルに移り,画家ゴーギャンとの共同生活を始めるが,まもなく破綻し,発作的にみずからの左耳をそぎ落とすというショッキングな事件を引き起こして,精神病院に入院.つづくサンレミーでも入退院を繰り返し,最後の転地先オーヴェール・シュル・オワーズでピストル自殺する.

　ところが,この晩年のゴッホの病気は,実は精神病ではなくメニエール病であった可能性があるという大胆な推論を発表したのが,九州の安田宏一氏である(1980年).安田氏によれば,「恐らくゴッホを精神病者にしたてたのはアルルの近隣の人たちだろう.後世の研究家はゴッホが精神病院に入っていたことで先入観を与えられ,次いでその病跡学を進めた人が精神科医ばかりであったことが,精神病以外の病名が今日までとりあげられなかった原因だと思われる」というのである.めまいの症状については,「妹への手紙に『いつもクラクラとめまいを感じたものだが』とパリ時代を回顧している.弟テオドールには『今月の初めに始まった縦揺れ』という言葉の出てくる手紙を出している」とし,「1888年6月に描いた『星月夜』という絵は,星が左から右へ流れ,波頭が渦巻くように回旋している」.「これをゴッホがメニエール病の発作のとき,右向きの水平回旋混合眼振のあったときに星空を見たときの印象を後にこの絵の中にとり入れたものと考えると納得がいくように思う」と述べる.さらに,名作『オーヴェール教会』などのように,「大地が揺れ動いているように感じられるものがいくつかある」が「これは耳石器障害があって,歩行時に眼球固定が十分できなくて縦揺れするときに外界が揺れてみえる Jumbling 現象の特徴を示している」という.そしてゴッホが耳介をそぎ落とした原因については,「聴覚神経が病的に過度に敏感になりすぎているので,廊下に木響(こだま)して声や言葉がきこえるような気がするのだ」とか「パリの騒音はぼくにはよくないと痛感した」といったゴッホ自身の言葉から音響過敏ありとし,「発作時の耳閉感や耳鳴,音の響く感じの不快さは患者にとって時に耐えがたいものであり…….ゴーギャンとの口論でメニエール病が誘発されたのだとしたら,ゴッホはそのときの耳症状に耐え切れず,耳介を傷つけたものであろう」と推論するのである.

column ⑪
メニエール病の実体(病態)は内リンパ水腫:ノーベル賞級の大発見

　メニエール病はめまいをきたす代表的な内耳の疾患であるが,倉田百三の言うとおり,そのめまい発作はなかなか耐えがたい病苦である.加えて,地震や火山の噴火のように,いつその発作が起こるかわからないという不安感も,この病気にかかっている人を悩ませる大きな要素である.発作をおそれるあまり,気晴らしの旅にも出かけられないのである.しかし,時間的要素をからめて考えると,めまい発作およびその後の不安感は半月ぐらいでおさまるのに対して,耳鳴,耳閉感,音響過敏,難聴のほうは持続的に病人を苦しめるので,わが師北原正章(滋賀医科大学名誉教授)によれば,「メニエール病は耳鳴と難聴の病気にほかならない」のである.

　筆者の患者にTさんという温厚な主婦がいる.1982年(昭和57年)3月初診のとき54歳.1980年1月に右耳に発症してしまい,他院で別の手術を受けたが,聞こえはよ

くならなかった．1982年1月下旬，今度はよく聞こえていた左耳に耳鳴と難聴が出てきてしまい，3日後にはめまい発作に襲われた．同じ年の4月に筆者が左耳に対し手術を施行して以来，今日に至るまで，毎回必ず付き添ってくるご主人ともども家族ぐるみの付き合いをしている．経過良好でようやく落ち着いたころに，ご主人から，「本人は難聴をおそれて自殺まで考えたらしい」と聞かされた．先年乳癌の手術の際には癌告知も平然と受けいれた彼女だが，聞こえなくなる恐怖で死の淵に立ったというのである．診察室だけでは患者の心の底は見通せないものだと，改めて思い知らされた．

さて，1861年(文久元年)，メニエールが「めまいは内耳から」と言い，将来，組織検査でその実体がわかるだろうと予測してから1938年(昭和13年)までの78年間というもの，この病気の本態は確認されることがなかった．この病気の本態を世界で最初に報告したのは，大阪帝国大学教授山川強四郎であった．1938年4月，仙台における大日本帝国耳鼻咽喉科学会総会の席上であった(以下)．

「メニエール氏症候を呈せし患者の聴器」山川強四郎(大阪帝国大学)

「メニエール氏病または同症候群における病理変化については中枢，聴神経又は内耳における出血，充血もしくは貧血，内耳圧の亢進などと称せらるも資料僅少のため不明の点多し．故阪大名誉教授緒方博士は生前本症に罹られ居り遺言にて御逝去後聴器の検索方を余に命ぜらる．余謹みてこれを検索しその所見を報告せんとす」．

「病歴・・・逝去満二年前，五十九歳の時突如最初の眩暈，悪心，嘔吐，歩行障碍を発生して一夜にして全快す．

十二日後左側耳鳴加わり，十四日後聴力検査にて左側に難聴あること明となる．(中略)発作十数回(以下略)

病理所見：死因は急性肺炎

主たる変化は，1．ライスネル氏膜の伸展延長せる事．2．脈絡帯中数多くの結石代物の存在．3．脈絡帯中浮腫の存在．4．(以下略)．以上の所見より，本患者に見たる難聴，耳鳴，眩暈発作は内リンパ腔における圧の亢進に帰因すと考う」．(原文はカタカナ書き)

なぜ「資料僅少」なのかというと，生前病歴ではっきりメニエール病であることがわかっており，なおかつ死後3時間以内に解剖して耳の骨(側頭骨の内側)をそっくりいただけるという好条件がそろわないと資料としてはだめなのである．その後今日まで，右のような条件を満たし，かつ絵(病理写真)が合格する報告はせいぜい80例くらいのものである．かく言う筆者も，まだ報告のチャンスに恵まれていない．こうした意味合いからも，「内リンパ腔における圧の亢進」を発見した山川の報告は実に貴重な大発表だったが，同じ年の秋10月に英国のHallpike & Cairnsが同じことに気づいた病理論文を発表してしまい(左図)，なおかつ不幸にも山川の欧文抄録が翌年になって刊行されたため，日本以外の各国では彼らが最初の報告者ということになってしまったのである．このノーベル賞級の大発見も，江崎玲於奈氏のダイオードのように数頁の英文にしてさっさと掲載しておけばよかったのだが，結局，後塵を拝する憂き目をみてしまったのであった．もちろん，わが国の専門家たちは引用に際しては，山川に敬意を表し，彼の名を先に出してはいるが……．東京大学の臨床講堂で，めまいの講義をするとき，必ずこの話をして，「諸君！　世に問う論文は必ず英文にせよ！」と言ってきたものである．

☞内リンパ水腫(山川)

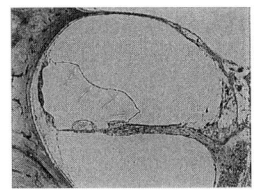

山川強四郎教授によって示された内リンパ水腫(矢印筆者)
コイル状に巻いている蝸牛管の断面図．真ん中の仕切りは基底板という．矢印で示す，たるんでしまった膜をライスネル膜といい，ふつうこれは左上から右斜め下方へ一直線の像として写る．この三角形のスペースの中には内リンパ液が満たされ，その外側には外リンパ液が満たされている．図は，内リンパ腔の圧が上がってふくらんでしまい，膜の一部はしわになっている．

☞内リンパ水腫(Hallpike)

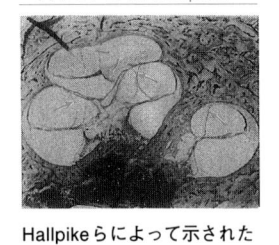

Hallpikeらによって示された内リンパ水腫(矢印筆者)
上図で説明したように，斜め一直線の三角形のスペースをつくるはずのライスネル膜が，蝸牛コイルの各回転によって矢印で示すように膨隆しているのが見てとれる．

column 12

「梅毒性内リンパ水腫」と「遅発性内リンパ水腫」（メニエール病の亜型）：梅毒とおたふく風邪

　日本に梅毒が伝来したのは，鉄砲伝来（1543年）に先立つこと30年前の1512年（永正9年）のことである．そしてそれを持ちこんだ張本人は，外国人ではなく，東南アジアを荒らしまわった日本人の海賊「倭寇」だったそうである（立川）．この辺の事情は，現代と少しも変わっていないような気がする．「経済倭寇」や「観光倭寇」が，せっせとスピロヘータ（のみならずエイズまで）を成田や羽田に持ち帰っている．ところで，1966年，Schuknechtは先天性梅毒でめまい，難聴のあった患者の耳の病理所見により，「梅毒性内リンパ水腫」の存在することを発表した．すでに「迷路梅毒」「梅毒性内耳炎」なる病名は通説となっていたが，こういう病名をつけられたが最後，医師はたちまちトーンダウンしてしまい，その患者は「もう治らないもの」として扱われていた．しかもその7割弱は両側罹患なので事態はいっそう深刻である．しかし，これが内リンパ水腫の一種ということになれば，メニエール病に準じた治療法が適用できるのである．つまり，「道は開ける」わけである．筆者ら（北原・二木）は1971年（昭和46年）〜1976年（昭和51年）まで，京都大学病院に来た29例のめまい，耳鳴，難聴のある梅毒反応陽性患者に対し，フロセミドテスト（89頁参照）を施行してみた．そうしてみると，難聴が先に悪化したほうの内耳の反応は68％に陽性と出た（良聴耳では11％）．つまり，「梅毒性内リンパ水腫」の検出がこのテストでできるのである．「あいつの言っているメニエール病には梅毒も混じっている」という陰口をよそに，このテストによってわれわれは「梅毒性内リンパ水腫」という群を設定できることになった．「親の因果」（先天性）か「不徳の祟り」（後天性）かは別としてこういった患者はメニエール病と同じ悩みのほかに，血管梅毒，肝臓梅毒，神経梅毒，梅毒性眼疾患，骨関節梅毒，歯牙梅毒（ハッチンソン歯）と全身に及ぶ変性梅毒も背負いこんでいることになる．それにもかかわらず，医師が治療をあきらめたのでは患者はますます救われない．治療はメニエール病としての正しい治療に，ペニシリンを加えるだけである．もちろん，時には手術も行う．われわれは，この病をはっきり照準に据えるべき疾患であり，治療のしがいがあるものだと今日まで訴え続けており，また実際にもかなりよい成績を収めている（第4章の7，146頁参照）．

　もう1つの疾患群は「遅発性内リンパ水腫」というものである．主に，幼いころすでに原因不明の高度難聴があり，何年かたってから，回転性めまい発作があらわれるという病気である．この病態は1例の手術例で確認したところ，内リンパ水腫であり，この一群をこう呼ぶのがよいと，1978年，Schuknechtが提唱したものである．まだこの論文を目にしていない同じ年，筆者は38歳の婦人の手術をした．この方は10年前に子供がおたふく風邪（流行性耳下腺炎）にかかり，自分もうつってしまい，左耳が聾になってしまった．さらに9年もたってから激しいめまいがあらわれたというのである．内リンパ嚢とその周辺の脳膜は限局性の炎症のため，線維で肥厚してガチガチとなっていた．10年前おたふく風邪のウイルスは蝸牛の有毛細胞を壊したが，同時にここにも炎症を起こしていた．これによる内リンパ嚢機能不全が9年たって内リンパ水腫となったと考えられるケースであった．筆者が東京大学へ来てからの30例（6年8か月間で）をまとめてみると，原因が推定可能な16例のうち，なんと半分の8例が「おたふく風邪」（流行性耳下腺炎）であり，これはもちろん最多であった（右図）．まさに「後まで祟る」というべきか．「おたふく」は精巣だけでなく，耳にもくるのである．

☞ 遅発性内リンパ水腫による
　難聴の原因（30例）

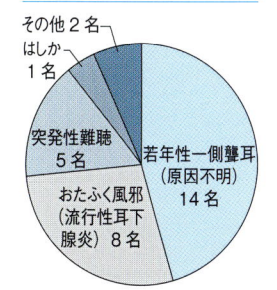

- 若年性一側聾耳（原因不明）14名
- おたふく風邪（流行性耳下腺炎）8名
- 突発性難聴 5名
- はしか 1名
- その他 2名

column ⑬

わが国で生まれた診断基準：厚生省特定疾患「メニエール病調査研究班」（班長：渡辺勈）

　「column ⑪で述べた山川論文は書き出しのところで「メニエール氏病又は同症候群における病理変化については……」と，メニエール病とメニエール症候群とを並列的に記しており，このほか，内リンパ水腫（Williams），迷路水腫（Lindsay），迷路症（Mygind），第Ⅷ脳神経血管神経症（Cobraak），仮性メニエール病（Dix）といった具合である．今日でも一般的には，耳鼻科の専門医は「メニエール病」（氏は最近つけない）という病名を厳密につけるのに対して，内科の先生は，めまいがして，どうやら中枢障害を疑わせる神経症状がみられないという場合は，気安く「メニエール」と断ずる傾向があり，耳鳴や難聴のないものも平気でそう呼んでいるようである．しかし，医師の間でそんなように診断がまちまちになるようでは困るということで，ちょうどよい機会を得て，1つの診断基準がわが国で生まれた．スモンをはじめとするいろいろな「難病」に対応を迫られた厚生省は，いくつかの特定疾患研究班をつくったが，1975年（昭和50年）に結成された「メニエール病調査研究班」（班長：渡辺勈）もその1つである．この疾病の実態調査，すなわち疫学調査をするためにも，一定の診断基準が必要になり，欧米より先にわが国から明白に基準化されたのである．

　この診断基準が英語で発表されるや，スイスの長老 Pfaltz はさっそくこれの模倣版をつくるなど，国際的にも大きな反響を呼んだ．米国はこれに触発されたのか，診断基準のほかに治療の評価ガイドラインまでも委員会決定している．なお，時代は下って2011年に，わが国でも立派なガイドラインが出版された〔日本めまい平衡医学会（編）：メニエール病診療ガイドライン．金原出版，2011〕．

分類

- 前項で述べた基準で「確実例」に焦点を合わせると，めまい発作，耳鳴，難聴という3特徴を同時に併せもつ必要があるが，実際に個々の症例は必ずし

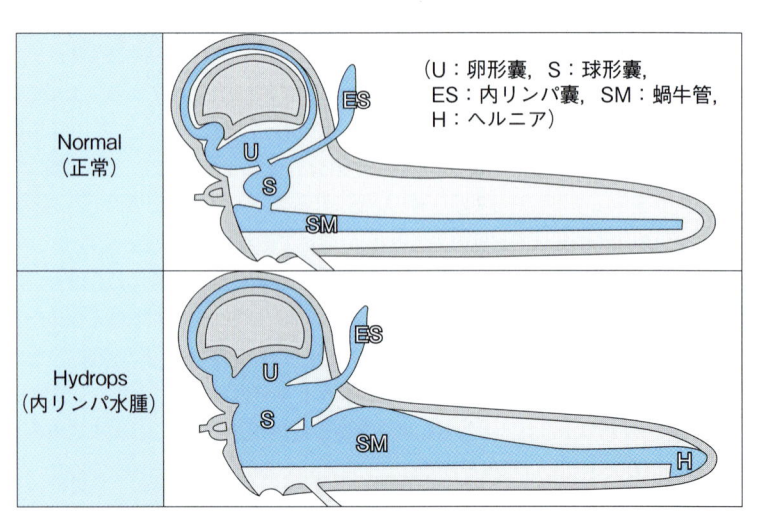

図 3-16　内耳の断面図

もそのようなものばかりではないし，経時的に異なった発症をする．メニエール病研究班の調査によっても，3徴候同時型は29％，蝸牛症状先行型66％であるのに対し，前庭症状先行型は5％にすぎない．
- 一方，後述するような病態である内リンパ水腫（図3-16）という病理学的な立場に力点をおく分類もある．例えばSchuknechtによれば，①特発性内リンパ水腫（メニエール病），②梅毒性内リンパ水腫，③遅発性内リンパ水腫というふうに分類されるし，耳硬化症性（Mc Cabe），外リンパ瘻性（野村）のものもあるといわれている．

病態

- 病態は内リンパ水腫（endolymphatic hydrops）である．これは1938年春，山川強四郎大阪帝国大学教授により世界ではじめて報告された．すなわち，患耳の蝸牛に明瞭なライスネル膜の膨隆がみられ，同時に球形嚢の拡大がみられたというものである（図3-17）．同年秋にHallpike & Cairnsも同様に蝸牛のライスネル膜の膨隆があり，頂回転ではherniationがみられたし，内リンパ嚢周囲の線維化もみられたと報告した．今日まで80余例の報告しかないが，これは，死亡直後に側頭骨を固定しなくてはならない困難による．
- 内リンパの流れに関しては，1927年Guildが「縦流説」を発表している．すなわち，蝸牛の頂回転から基底回転へ流れ，球形嚢から内リンパ管を通って内リンパ嚢に至るものである．
- 内リンパ腔の「水腫」が起こるためには，①内リンパの産生過剰，②内リンパの吸収障害が，それぞれ単独で起こるか，同時に起こるかのいずれかと考えられるが，まだ確証は得られていない．ただ，吸収作用を担当している内リンパ嚢の線維化による機能不全は最も考えられる原因の1つである．
- 間欠期にも内リンパ水腫は存在しているわけであるが，「めまい発作」はどのようにして起こるのであろうか．これに関して，今いちばん考えられているメカニズムはSchuknechtの破綻説（Rupture theory）である．すなわち，ライスネル膜や球形嚢膜が伸展に耐え切れず破れ，高カリウムイオンの内リンパ液が外リンパ腔へ流出し，神経細胞の根に至り，異常興奮を引き起こすというものである（図3-18）．ただし，この組織学的所見は示されていない．

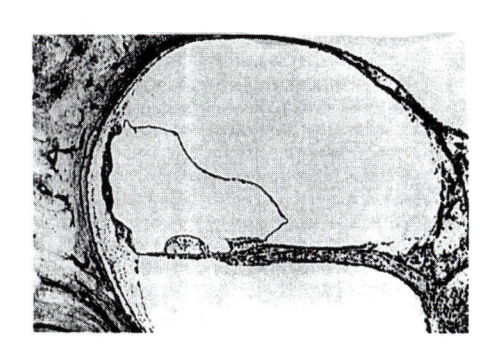

図3-17 内リンパ水腫（山川例）
（大阪大学 松永亨教授のご好意による）

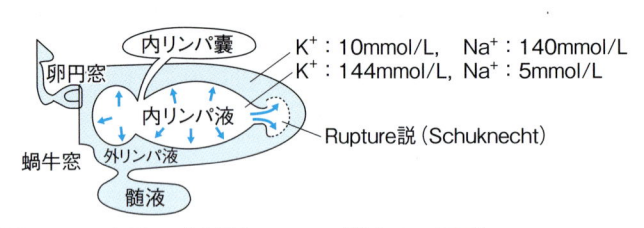

図 3-18 内リンパ水腫と Rupture 説（Pfalz 原因）
外リンパ液は蝸牛水管で髄液とつながり，内リンパ液は前庭水管（内リンパ管）を通って内リンパ嚢で吸収される．蝸牛管内圧亢進のため破裂を起こし，内・外リンパの混合が発作をひき起こすという（Schuknecht）．

メニエール病の検査（内リンパ水腫の検査）

○1．グリセロールテスト

- 表3-4 は，「内リンパ水腫を推定する検査の手引き」（厚生省特定疾患前庭機能異常調査研究班，班長：北原正章，1988 年）のグリセロールテストの部分である．
- 実際には朝絶食を確認したあと，現在の耳鳴の強さを記憶しておくよう指示して，標準純音聴力検査を行う．その後，規定量を一気に飲ませる．被検者が頭痛をきたすのはおよそ1時間目くらいのところであるので，そのときは待合室の長椅子などに寝かせることもある．まれに嘔吐してしまう患者もあるが，追加は行わないことにしている．
- 2時間40分〜3時間後に再度オージオグラムを行うが，同一検者が行うべきである．なぜなら，疑陽性は平均5.0dBの変動をいうので，検者が異なったら意味がなくなるからである（図3-19）．カルテへの記載には，①尿量，②耳鳴の変動，③オージオグラム，④判定の順に行う．
- 耳鳴は判定には用いられないが，45％（n＝51）で減少がみられ，聴力変動の疑陽性のときなど大いに参考にしてよい目安である．

表3-4 内リンパ水腫を推定する検査の手引き

「グリセロールテスト」
方法：被検者には予め絶食させる．純音聴力測定後直ちに1.3g/kgのグリセロールに同量の生理食塩水を加え服用させる．50％グリセロール含有液（アミラック®）使用のときは2.6g/kgとなる．3時間安静（横臥）の後，再度純音聴力検査を行う．検者は同一であることが望ましい
判定：閾値が後検査で，2つ以上の周波数について10dB以上の改善をみたときは，本検査陽性とする．3周波数（250, 500, 1,000Hz）で平均5.0dB，1周波数について10dB以上の改善を示したときは，疑陽性とする
禁忌：急性硬膜下・外血腫の予想される患者，高度の糖尿病患者，血圧変動の激しい患者，腎不全患者など
意義：本検査陽性は変動する難聴を示すもので，メニエール病診断基準第2項「耳鳴難聴などの蝸牛症状が反復消長すること」（厚生省特定疾患メニエール病調査研究班昭和49年度研究報告書，5頁）の曖昧な場合，これを補充する．本検査はメニエール病，梅毒性内耳炎の水腫の存在が考えられている疾患群の45〜55％に陽性を示すが，水腫の存在が考えられていない疾患群では陽性を示さない．したがって本検査が陽性であることは，強く内リンパ水腫の存在を示唆する．しかし聴神経腫瘍で陽性を示したという報告がある
備考：グリセロール静注などの変法があるが成績はほぼ同様である

（厚生省特定疾患前庭機能異常調査研究班，1988）

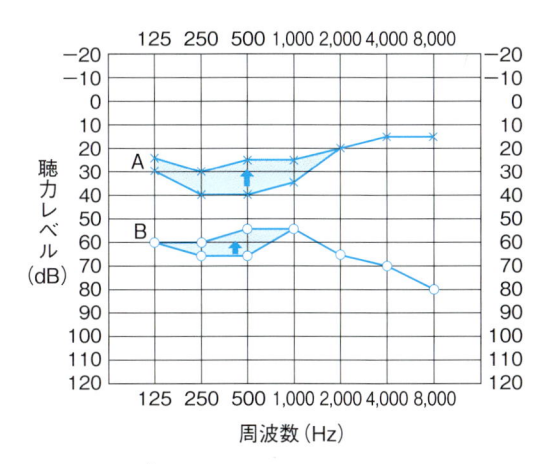

図 3-19　グリセロールテスト
A：陽性，B：疑陽性

表 3-5　内リンパ水腫を推定する検査の手引き

「フロセミドテスト」
方法：平均 750 mL の利尿があるので絶食は必要ない．30℃（または 44℃）50 mL，20 秒の温度刺激を両耳について行い，温度眼振の最大緩徐相速度を測定する
　　　ついでフロセミド 20 mg，2 mL を静注，1 時間後に同様の検査を行う
判定：1 時間後の眼振緩徐相速度が静注前のそれの 10% 以上増加する場合，本検査陽性とする
禁忌：アミノ配糖体薬剤使用中の患者，その他はグリセロールテストのそれに準ずる
意義：本検査はメニエール病，遅発性内リンパ水腫，梅毒性内耳炎の水腫の存在が考えられている疾患群の 50〜90% に陽性を示し，内リンパ水腫を示唆するが，水腫の存在が考えられていない疾患群についても 6% 以下であるが，陽性例がある
備考：フロセミド投与前後の反応を振子様回転検査，台形方式回転検査や VOR 検査でみる変法があるが，この場合の成績もほぼ同様である

（厚生省特定疾患前庭機能異常調査研究班，1988）

2. フロセミドテスト

- 表 3-5 に示す．カルテへの記載は，①尿量，②耳鳴の変化，③左右における温度眼振緩徐相最大速度の前後の値とその増減のパーセントを記す．
- 本検査とグリセロールテストについての由来は「column ⑭」を参照のこと．

column ⑭

内リンパ水腫の存在を生体で見当がつけられる「脱水試験」：グリセロールテストとフロセミドテスト

　メニエール病発症のしくみの本態は，依然として謎に包まれているといってよい．しかし，80 例近い病理所見が示すように，膜は膨らんでいるのであるから，事前に，つまり診断学として内リンパ水腫を推定する手段はないものかと研究者が考えるのも当然である．たしかに，低音障害型の内耳性難聴，前庭反応（水入れのカロリックテスト）の低下，音響過敏，中枢所見のないこと，画像診断に異常がないことなどというように，内リンパ水腫を推定させる症状はある．しかし，これらはいずれも，言ってみれば傍証，「状況証拠」の類であって，確証ではない．しかし，確証を得るには「死後 3 時間前後という解剖のチャンスを待つしかない！」というのでは困る．このため多くの研究者たちが推定の手がかりだけでもよいと必死になったのも当然のなりゆきである．

NOTE

・グリセロールテストの保険点数

| 標準純音聴力検査 | 350 点 | 合計 390 点 |
| 簡易聴力検査 | 40 点 | |

・フロセミドテストの保険点数

| 温度眼振検査 | 120 点 | 合計 520 点 |
| ENG 検査 | 400 点 | |

（上記は内訳としてレセプトにも明記のこと）

1988年にスウェーデンのウプサラ大学を定年退官した早口のKlockhoffとLindblomの2人は，なかなか頭のよい人たちであった．彼らは，1966年，浣腸液や，舌が荒れたときによく使うあのどろっとした甘いグリセリンを用いる検査法（グリセロールテスト）を発表したのである．グリセリンを飲ませると，胃からグリセリンが血液中に移り，血液が濃くなる．すなわち滲透圧が上がる．これを元どおりに薄めようと身体の中の水が血液中に逆戻りする．そして過剰分は尿となって排泄される．これを「滲透圧利尿」というが，脳脊髄液や目の房水といった「水のたまり場」（細胞外液腔）の水も血液にもどるので，頭蓋内圧や眼圧を下げたりして，このグリセリンが治療に使えることがわかってきていた．

　彼らの偉いのは，「それでは，内リンパ腔だって水のたまり場だ．グリセリンを飲ませれば圧が下がって，何か反応が出るかもしれない」と考えついたことである．事実，聴力検査をした後，体重1kgあたり1.5gのグリセリンと同量の食塩水とレモンの絞り汁数滴を空腹の胃に流しこみ，3時間後に聴力検査をしたら，見事，低音部の聴力が改善したのである．つまり，蝸牛の水圧が高くて抑えられていた聞こえが，圧がとれたためによくなったと考えられるはずである．「よくなるということは，圧が高いということだ！」というわけである（下図）．グリセリンは，低級アルコールの一種であり，人体に投与するとアルコール性頭位眼振が出てしまう．このため，前庭反応ではその変化をみることはできないし，難聴の進行してしまった例では反応が鈍くなってしまうが，当時，筆者なども，とにかく「これだ！」という感じで追試したものである．

　ところが，困ったことに，飲ませて1時間ぐらい経つと10人中9人までが激しい頭痛を訴える．頭の中の圧が下がるからである．そこでグリセリンの投与量を体重1kgあたり1.3gほどの日本人並みにしたら頭痛を訴える人は10人中3人にまで減った．しかし，それにしても，検査時間は3時間もかかるし，前庭反応での検索はだめだし，高度難聴では聞こえの上がりかたがよくない．注射か何か使って短時間にできる検査法はないものかと筆者ら（二木・北原）が頭を悩ませていたところへ，ヘキスト社（ドイツ）からフロセミド（ラシックス®）という利尿薬の注射薬が出た．さっそく注射してみると，40分～1時間後に聴力の変化を調べてみたが，反応は何も出ない．しかし，耳に水を入れて前庭反応をみたところ，何と反応が上昇しているではないか！　筆者らは，これを「フロセミドテスト」（The Furosemide Test）として1971年に発表し，今では教科書

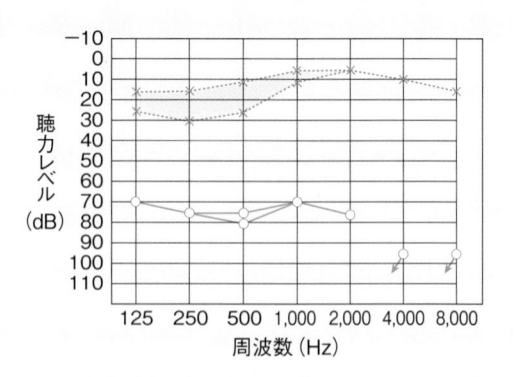

グリセロールテストの聴力図
（……×……：左の聴力，──○──：右の聴力）
横軸は125Hzの低い音から1オクターブずつ上がって8,000Hzの高音になる．縦軸は0dBから10dBずつ増えていく．すなわち，下になるほど難聴ということになる．矢印は，このテストの結果，左耳低音域で聴力が改善されたことを示している．

にも載るほどポピュラーになっている（下図）．

　神経学者ぶって，まれな目の動きに蘊蓄を傾けるより，目の前のメニエール病患者を助けよ（"Turn Back to the Ear"）との信念に燃えつつあった筆者らに，当時の学会の風当たりは厳しく，発表の群はいつも最終日の「雑」の部，まさに「小便をはかってめまいがわかるか」（Y教授）の声に代弁される状況であった．ちなみに，このフロセミドテストについては1975年にBárány学会で英文で発表し，筆者はこれによって京都大学より医学博士号を授与された．

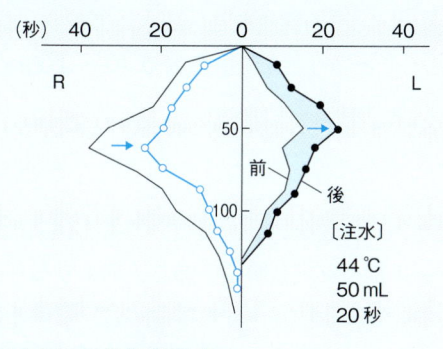

フロセミドテストにおける温度反応
フロセミド注射前後における温度試験（44℃，50 mL，20秒間注水）に対する反応の相違．横軸は緩徐相速度，縦軸は注水後の時間（秒）．左耳（L）での反応は，脱水後（━●━）好転している．

薬物療法

- 病態は内リンパ水腫であるがその成因がいまだ明確ではないので，治療法もいろいろな考えかたによってなされている．例えば，①内リンパ水腫の予防，②内リンパ水腫の軽減，③内リンパ水腫による損傷の改善・苦痛の軽減，という3つの立場を考えるとする．
- ①に関して述べると，内耳の酸欠は血管痙攣によってもたらされ，血管条からの内リンパの過剰産生につながる．椎骨動脈領域の血流改善作用を有する一般的抗めまい薬の多くは，③の「修復」の目的とも併せて多用されている．また，自律神経薬，抗ヒスタミン薬もこういった目的で使われる．7％重曹水の静注もアシドーシスの改善により血流促進をもたらすものと考えられる．
- ②については，細胞外液の出入をコントロールするステロイド（サクシゾン®）があり，またフロセミドやイソソルビト（イソバイド®）のような利尿薬があり，この両者の組み合わせもある．
- ③については，先の抗めまい薬に加えて，いくつかの向神経ビタミン（メチコバール®，ビタミンB$_{12}$など），ATPなどの代謝賦活薬があり，またマイナートランキライザーによるブロックもある．
- その他に，背景因子に対する薬物，例えば抗うつ薬の投与などもある．一方，メニエール病には，病期がある．大別して「発作期」「急性期」「亜急性期」「間欠期」の4つになる．病期に応じたきめ細かな対処が肝要である．

1. 発作期

- 発作の最中あるいは直後であって，多くの場合，近くの内科医や救急病院の担当医がこれにあたることが多く，耳鼻科専門医のところには来られない場合が多い．
- 激しいめまい発作とともに患側へ向かう眼振が裸眼でも観察され，耳鳴，難聴も亢進しており，また嘔吐を伴うことが多い．
- めまいに対してはセルシン®，ホリゾン®といったトランキライザーの筋注，嘔吐に対してはブリンペラン®の筋注をし，脱水，アシドーシスに対しては，メイロン®またはベリン®といった7％重曹水の40〜100mLの静注あるいは補液を行う．いずれも内服はできない．

2. 急性期

- 発作が収まってから3〜7日間をいう．長引いても14日までである．
- ぐるぐるは回らないが平衡不安定な時期であり，何よりも「突発性難聴」に準じた，難聴・耳鳴の改善を企図しなければならない時期である．
- 入院を原則とし，点滴，例えば低分子デキストランを基剤にステロイド（サクシゾン®200mg→50mg漸減），メチコバール®500μg，ATP120mgなどを入れる．

3. 亜急性期

- 平衡不安定な状況が治り，聴力が改善し始め，耳鳴が軽減されるまでの期間をいうが，発作の再発がないかぎり，約3か月が目途になる．medical decompression（減圧療法）の最も大切な時期である．
  例えば，

  〈処方例〉　1. ラシックス®（40mg）　　1錠　朝　前
  　　　　　2. プレドニン®（5mg）　　　3錠
  　　　　　　 メリスロン®　　　　　　　3錠　　分3　後
  　　　　　　 メチコバール®（500mg）　3錠

  というような処方で，5mgずつ，プレドニンを1〜2週で漸減していく．
- 次に，

  〈処方例〉　3. イソバイド®　90mL　分3　後

  を継続投与する．ステロイドは効果があれば，漸減期間を短縮して，処方例の3に入ってよい．イソバイドは「メニエール病」を対象疾患として，二重盲検法により有効と証明されたわが国で唯一の薬剤である．

4. 間欠期

- この時期は，前頁①の予防と，③の修復が主たる目的となる．また，同時に生活指導も必要となる時期である．
- したがって，一般的な抗めまい薬が中心となる．二重盲検法によって有効性の示されたものとしては，メリスロン®，セファドール®，イソメニール®などがある．他の脳循環改善薬も大体同じと思って支障ない．これにマイナー

トランキライザーを加えたり，またビタミン B complex やメチル B$_{12}$（メチコバール），ビタミン E を加えたり，代謝賦活薬として ATP やノイキノン® などを加えることもある．
・OD（起立性調節障害）傾向の人にはドグマチール®やジヒデルゴット®，うつ傾向の人には三環系抗うつ薬やデプロメール®を処方するし，不眠の人には眠剤も出す．
・ほかに，急な発作は患者の恐れるところであるが，下記のような頓服を持たせるとよい．

〈処方例〉　レスミット®　　2錠　｝頓用
　　　　　プリンペラン®　2錠

● 5. イソバイド®について

　浸透圧利尿薬であるイソバイドは，グリセロールテストからヒントを得て導入されたもので，北原正章教授が責任者となり，全国多施設で二重盲検法による治療を行い「メニエール病に有効」と初めて単独でクリアした薬剤である．イソバイドは，砂糖の種類であるソルビトールを脱水して得られる「イソソルヒド」を成分としているが，体内で代謝されないのが特徴である．副作用としては胃もたれくらいであり，長期に服用可能なものである．

〔使い方のコツ〕
① まず「まずい」ことを説得する．
② 冷蔵庫に冷やしておくと飲みやすい．
③ 飲みにくい場合には，グレープフルーツジュース，リンゴジュースなど渋味のあるもので割ることをすすめている．
④ 勤務のある人に対しては（会社に持っていけないという理由から）

〈処方例〉　1．イソバイド　80mL　朝・夕　後

⑤ 時に胸やけを訴える胃弱の人に対しては

〈処方例〉　2．セルベックス®　2錠　｝朝・夕　後
　　　　　　　コランチル®　　2.0g

⑥ 出張，旅行に行く人に対しては

〈処方例〉　3．ラシックス（20〜40μg）1錠　｝朝　前
　　　　　　　アスパラK®　　　　　　2錠

　最近は，飲みやすく工夫したゼリー様のメニレット®や20mLの分包スティックもある．

ステロイドの導入とその考え方

・もともと神経の箱である内リンパ腔の中は，血清や髄液といったいわゆる細胞外液と異なり，10倍もカリウムイオン濃度の高い内リンパという水で満たされている．この水圧が上がってしまった状態がメニエール病の実態なのであるが，さてこの水がいったいどこでつくられ，どこで吸収されるかといったことは，発症の原理を考えるうえで大きな問題となる．

- しかし，これは結局，水分と塩分の出し入れのバランスの乱れであるから，①水分摂取の制限，②塩分のとりすぎを制限し，あるいは③利尿薬を用いて内耳のむくみをとってやろう，という考え方にそった治療法も考えられている．もう1つ，細胞内外の水分の出入りに関与するメカニズムとしては，例えば急に「水っ鼻」が出てしまうようなアレルギー反応や，関節に水がたまったりする免疫異常がある．
- 強力な抗アレルギー，免疫抑制作用をもっている薬剤としては，副腎皮質ホルモン薬，いわゆるステロイドがある．この薬にもいろいろな種類があり，その作用についてくわしく述べると分厚い本の1冊でも足りないくらいあるが，共通の作用機序（メカニズム）は標的細胞に入った後で生物学的活性をもたらすというものである（市川陽一）．そして，①白血球の中の好中球，マクロファージ（貪食細胞）に作用して炎症，アレルギー反応を引き起こしたり，組織破壊をしたりするいろいろな物質の分泌を抑え，また②リンパ球のT-cell, B-cellの2種類にそれぞれ作用して，2方面から免疫を抑える作用もあるという．

column 15

ステロイドの評判

ステロイドに共通の作用機序（市川陽一）
弾丸のような形で示したステロイドが標的細胞の中に入り，レセプターと結合して活性化レセプターとなり，核の中に入る．ここで伝令核酸（mRNA）を活発化させ，細胞内に「生物学的活性」というエネルギーを生じさせる，という作用のしくみをあらわす．

　強力な抗アレルギー，免疫抑制作用をもっている薬剤として，ステロイドがある．抗ヒスタミン薬との共通の作用機序は標的細胞に入った後，上図のような経路で生物学的活性をもたらすというものである（市川）．

　この薬をメニエール病に最初に用いたのは誰であったろうか．それは, 1959年，ニューヨークのEmanielle Hauser女史が2例に対して「この病気の疑わしい原因はアレルギー反応だと心に信じて，はじめて」ステロイドを用いたのであった．1例は両方の耳が聞こえなくなり，心電図もよくなく，当時のあらゆる治療法もきかず病床についたきりになっていた64歳の医師に対してこの薬を用いたところ，24時間以内に「劇的」に奏効し，おまけに心電図までもよくなったそうである．もう1人は34歳の右側の耳の悪い婦人で，同じく「劇的」にきいたというものである．Hauser女史は不勉強だったのか（30

年以上も前だが) Duke の論文を引用していない．しかし，「劇的」にきいたといっているのに，追試したという論文がさっぱり見当たらない．4年後に和文で4例に用いてきいたという報告(平田正五：耳鼻臨床 56：6-11，1963)があるくらいである．

それにもかかわらず，今日のように専門医の 50％近くが抗アレルギー作用をもつこのステロイドを使うようになったのは，何かきっかけとなったのであろうか．1979年，米国の Mc Cabe がまったく別の方面から「自己免疫性感音難聴」なる免疫異常による難聴のあることを提唱し，これにはステロイドが有効であると発表した．これに端を発し，この 10 年，メニエール病もどうやら類似のしくみで発症するらしいという論文が筆者も含めて世界中から発表されだしたのである．英国の Brooks (1986年)は，タイプⅢのアレルギー反応に注目すべきであると述べつつ，下図のように，メニエール病発症のメカニズムについて仮説を図示している．

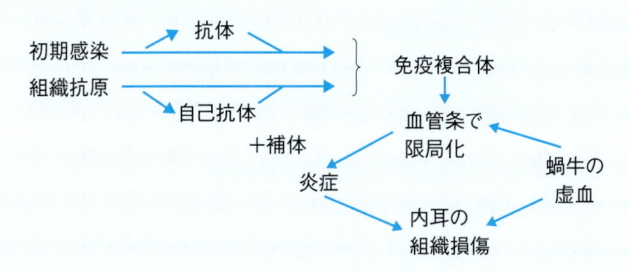

Brooks によるメニエール病発症メカニズムの仮説図
外部から侵入した細菌やウイルス (初期感染)，自分の細胞の壊れたもの (組織抗原) によって血中に免疫複合体が流れ出す．これが細い血管のあるところ，この場合は蝸牛の血管条というところで沈着し (限局化)，血管をふさいだり，その近くで炎症を起こしたりして内耳のどこかに損傷を生じさせ，それらの積み重なりが内リンパ水腫となるのだ，という仮説を示す．

手術療法

◯1. 手術アプローチの概略

- いくつかの保存的治療に抵抗性を示し，疾患持続もかなり長く，めまいを頻発したり，または両側罹患の疑われたりする症例に対しては，漫然と保存的治療を続行して聴力を悪くしないように手術療法を考えなくてはならない．
- この病気の手術療法としても，いろいろな人がいろいろな考えかたで多様な方法を考えているが，これらを大別すると4つになる．すなわち，①内耳から出る第Ⅷ脳神経線維を全部または部分的に切断する neurectomy，②膜迷路内容物に対する直接または間接の破壊，または除去を行う labyrinthectomy，③内リンパ腔のどこかに shunt や decompression を置く，内リンパ減荷術 (endolymphatic shunt operation，decompression)，および④頸部交感神経 (Passe) や鼓索神経叢 (Rosen) といった sympathicotomy になる (図 3-20)．
- ①や②は，聴力を悪化させたり，脱落症状に終生悩まされるし，そもそも，両側罹患が 28％にも上るメニエール病の手術法としては用いられるものではない．また④は，あまりに間接的すぎる．蝸牛から最も遠いところの手術

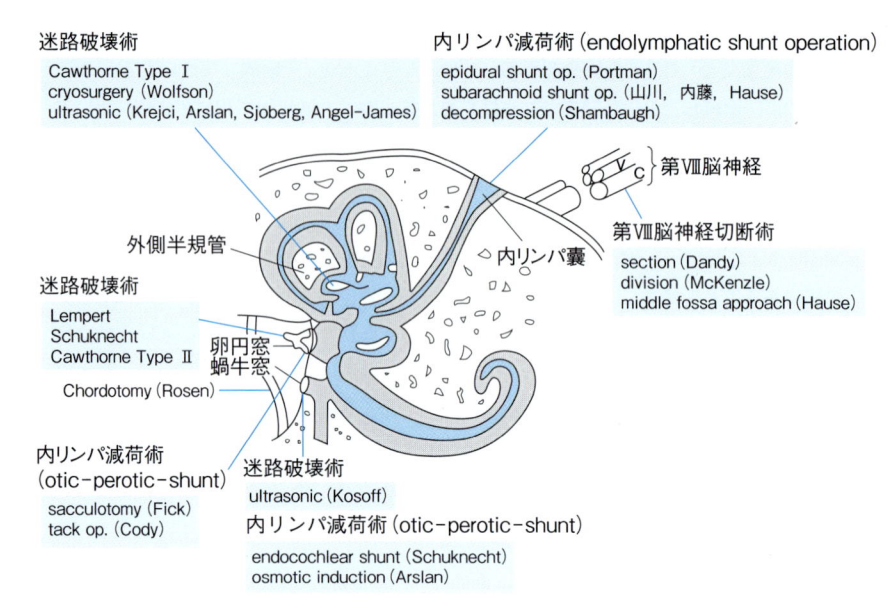

図3-20 メニエール病に対する手術アプローチ概略

で，聴力を保存でき，hydrops を減荷するという原因に対応できる方式であるところの③内リンパ減荷術が，最も reasonable な手術ということになる．

○ 2. 内リンパ嚢外壁翻転法（北原-二木）とその成績

- ポルトマンの原法がポピュラーにならなかったり，またいくつかの変法（subarachnoid shunt）を生んだのは，どこかに再閉鎖の危惧を消し去れないものがあったと考えられる．この欠点を克服するものとして考え出された「内リンパ嚢外壁翻転法」の要点は，次の3つである．
- ①内リンパ嚢外壁を可及的 operculum 寄りに深く，かつ S 状洞寄りの sac の base まで明視下に置いた後に，角膜メス（佐藤刀）で L 字型に切開すること，②この L 字切開による外壁の flap を翻転して，内リンパ嚢後縁に続く骨の下に挿入し，③さらに二〜三重の gelatin-film の strip を operculum に向けて挿入することである（図3-21）．この gelatin-film は，Arenberg のパルブや Shea のシリコンラバーなどと異なり（column ⑰参照），「異物反応」を起こさず，3〜4か月で吸収されるがそれまで癒着閉鎖を防止し，再手術で開放した1例の経験からいうと，この gelatin-film の型に相当した新しいスペースができていたので，sac の再建とも考えられる．

○ 3. 内リンパ嚢 vein graft drainage（静脈弁ドレナージ法）（二木-野村）

- Guild の縦流説によって内リンパ嚢は吸収装置であるとすると，この血管系の問題も考えてみなくてはならない．この血流は，内耳動脈系とは別であることは興味深い．すなわち，後脳硬膜動脈（A meningica posterior）の分枝より supply され，sigmoid sinus に入っている．
- 外壁翻転法では，gelatin-film を入れ，それに相当するスペースが新生されるので，血管系もそれに見合った再生をするかもしれないが，sac の縦方向

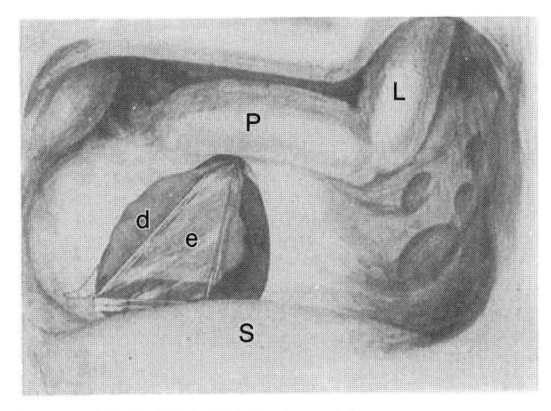

図 3-21　内リンパ嚢外壁翻転法（北原-二木）
右の耳に対する手術の図．耳の後部の皮膚を切り，乳突腔という骨がハチの巣のようになった部位をドリルで削って，耳のうしろに洞穴を開けたところ．右方が頭で，左方が足の方向．上が耳の穴から鼻の方向，下が後頭部である．PおよびLは半規管の硬い骨の壁．Sは頭からの静脈血が首へ流れこむ骨のトンネルである．PとSとの間の骨のプレートは「後頭蓋窩」といい，その下には小脳がある．図は，そこの骨板を薄く削ってはがし，内リンパ嚢（e）を出し，外壁をひっくり返してゼラチンのフィルムを挿入したところ．
（L：外側半規管，P：後半規管，S：S状静脈洞，d：脳硬膜，e：内リンパ嚢）
(Kitahara M, Futaki T, Morimoto M：Epidural operation for Meniere's disease. IJ Equilibrium Res 4：48-51, 1974より引用)

に走る細血管をL字の底辺で横断してしまうので，吸収機能という観点からするとしたら，fibrosis が強くてもこの血管は残しておきたいという希望も起こってくる．そこで考え出したのが本法である（図3-22）．

- ①まず縦切開のみを内リンパ嚢上縁に置き，②別に足背より採取した vein graft を用意する．この際，gelatin-film を2枚重ねにしてこれを core にして，①の切開口に挿入する．③この vein と外壁を9号デルマロン糸にて2針縫合固定する．
- この方法は shunt-drainage の実をあげながら，吸収に関しては本来の血管系を保存するという利点が予想される．筆者は20例に本法を施行し，外壁翻転法とほとんど同じ好成績を得ている．

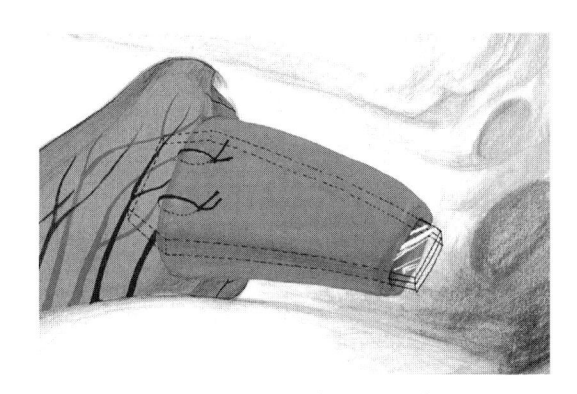

図 3-22　内リンパ嚢 vein graft drainage（二木-野村）
(Futaki T, Nomura Y：Vein graft drainage of the endolymphatic sac in patient with Meniere's disease—a preliminary report. Amer J Otolaryngol 9：476-480, 1988より引用)

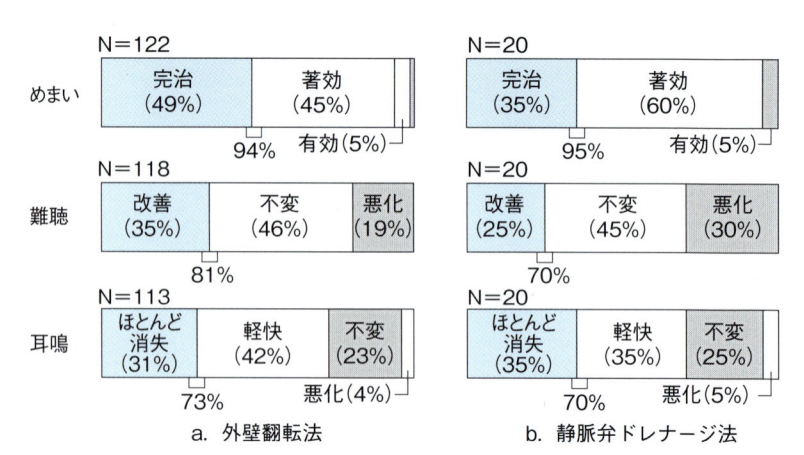

図3-23 東京大学で行った2つのポルトマン手術の成績
(二木 隆:めまいの医学. p182, 中央書院, 1990より引用)

a. 外壁翻転法

めまい N=122:完治(49%)／著効(45%)／有効(5%) → 94%
難聴 N=118:改善(35%)／不変(46%)／悪化(19%) → 81%
耳鳴 N=113:ほとんど消失(31%)／軽快(42%)／不変(23%)／悪化(4%) → 73%

b. 静脈弁ドレナージ法

めまい N=20:完治(35%)／著効(60%)／有効(5%) → 95%
難聴 N=20:改善(25%)／不変(45%)／悪化(30%) → 70%
耳鳴 N=20:ほとんど消失(35%)／軽快(35%)／不変(25%)／悪化(5%) → 70%

4. 成績

A. AAO-HNSの基準:24か月以上

- 東京大学で手術をして2年以上追跡しえた142例の成績をAAO-HNSの基準を用いて図3-23にまとめた.めまい発作からの解放率90%以上はともかくとして,難聴のところの81%,70%という数字にご注目いただきたい.
- メニエール病の聴力は,手をこまねいていれば変動しつつ次第に悪化して,行きつくところまで行ってしまう運命にある.北原正章名誉教授の言うように,メニエール病は難聴の病気なのである.ところがこの手術によって難聴の進行は70〜80%の確率で防御しえたということになる.
- あまつさえ,治らないとされていた耳鳴ですら70%の確率で軽減できたのである.破壊手術ではとうてい得られない結果といえよう.

B. 長期観察例(平均23年)

- 図3-24に長期観察例の結果を示す.対象は筆者が1980年(昭和55年)から1990年(平成2年)まで,東京大学附属病院にて施術した142例の難治性メニエール病患者のうち,1990年5月開院以来当院に通院加療を2010年(平成22年)まで受けた9名である.
- 追跡(加療)期間は9〜30年,平均23年で,男性5例,女性4例.手術平均年齢は14(遅発内リンパ水腫)〜60歳まで,平均44歳であった.
- 術式は内リンパ嚢外壁翻転術(北原-二木)5例,内リンパ嚢静脈弁ドレナージ法(二木-野村)4例であった.
- めまいは著効55%,有効45%,難聴の改善または不変67%,悪化は33%であった.
- 以上より言えることは,めまいの軽減・改善は無論のこと,保存的治療のみでは進行する運命にある難聴の悪化を,1/3に抑えることができた.
- したがって,内リンパ嚢開放術は,神経切断術や部分破壊術に比して,安全かつ有効なもの(safe and effective)と結論できる.

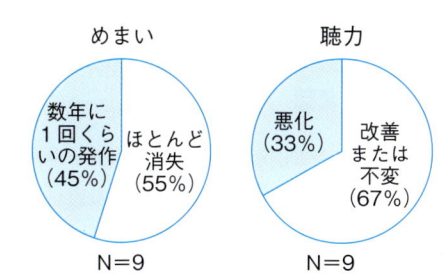

図 3-24　長期観察例の結果
（二木　隆：耳鼻臨床. 2011, in press）

column 16

両側性メニエール病：メニエール病は一側耳だけの病気ではなかった！

　1975年，筆者ら（北原・二木）は31名を対象として2つの脱水試験（グリセロールテストとフロセミドテスト）を二重に行うことの利点を述べた論文を書き，「メニエール病では，両側罹患が意外に多いが，先発耳，後発耳の臨床経過は雁行しながら，複雑に絡み合い，発作責任耳の推定もなかなか困難である．「燃え尽き型」を含むことが多く，まず両側に内リンパ水腫を考え得る確実例か，一耳は他の疾患によるものかを検索しなくてはならず，発作責任耳と治療指針の決定は，その上でなされねばならない．こういった症例に対して，両試験を重層施行することは，きわめて有効な結果をもたらす」と結論して，2症例を示している．

　この論旨は，今でこそ当たり前のことと考えられるが，1966年改訂の教科書のなかにも「耳症状は一側のことが多く」と書かれている．筆者らに「両側罹患が意外に多い」と気づかせてくれたのは2人の中年婦人のケースである．まことに教訓的であり，ありがたい存在だったといわねばならない．その1人，近隣に住む笑顔の美しいSさんは，3年前に左耳に発症し，ほとんど聾になってしまったが，6か月前より今度はよいほうの右耳に聴覚障害が出てしまった．一時，よいほうの聴力は半分近くまで落ちてしまったが（下図左・a），利尿薬とステロイドを組み合わせて処方し，40日後にはほとんど正常にまでもどり（下図左・b），眉間の縦じわが消え，もとの笑顔をとり戻した．もう1人，ふくよかな身体つきのKさんは九州からはるばる京都までやって来られた．左耳に先発して10年たった今はほとんど聴力は底値である（下図右）．ところが3年たって右耳にも罹患した．京都市内のホテルに逗留していたが，脱水試験の晩には，何年ぶりかでご主人と電話で話ができたと喜ぶ．重層試験ではめまいで彼女を悩ませている耳はどうやら先発の左耳であることがわかった．そこで「内リンパ嚢外壁翻転法」を施行し，満足してもらえる結果を得た．以後，われわれは「メニエール病の中には両方やられるものもけっこうあるのではないか」と疑いはじめ，そのような目で日常診療にたずさわるようになった．そして3年後の1978年には，「両側メニエール病は29％を占める！」という発表をするに至ったのである．

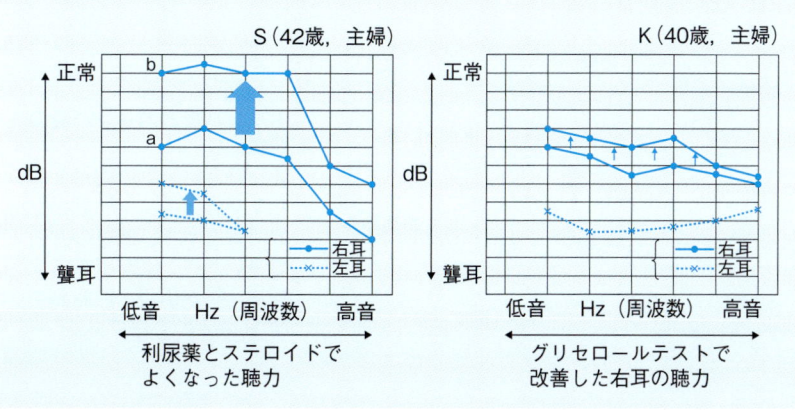

column 17

ポルトマン（Portman）の偉業：サメからの着想

　Cawthorne が迷路破壊術を発表したのは 1938 年で，奇しくも山川や Hallpike らが内リンパ水腫を発表した年である．これより 12 年前に，まったく別の着想から新しい手術法を考えついた 1 人のフランス人がいた．彼の名を George Portman という．比較解剖学に興味をもった Portman は Reidobachis Pastinaaka というサメの種類の魚を調べ，これの内リンパ嚢は外界（海水）と自由に交通しており，この小管を焼いて閉鎖すると魚の泳ぎが障害されることをつきとめた．彼は日ごろから後頭部の病気で内リンパ嚢が加圧されたり，内耳の炎症のために内耳圧が亢進してそれがメニエール病になるのではないかと疑っていたので，ヒトでは盲管に終わっているこの袋を開けてやることを考えたわけである（下図①）．

　彼が 1926 年にこの手術をはじめて施した相手は 30 歳代の電信技士であったが，1964 年の報告では，その電信技士が 70 歳になるまでめまいは 1 回もなく電柱によじ登れもしたそうである．翌 1927 年，彼は米国でこれを発表するが，厳しい質問の十字砲火を浴びた．証拠も論理もまだわかっていない時代だから，おそらく彼はシドロモドロだったろうが，この手術は「きわめて安全である」ことだけは強調した．ただ，前出の Guild の「縦流説」がこの学会で発表されたので，彼には大きなヒントになったと思われる．

　ここで後々までも尾を引くことになった質問は，「内リンパ嚢の外壁に 2〜3 mm の切開を加えるだけでは，すぐ閉鎖するのではないか」というものである．何人かの研究者が後々まで疑問とし，またいくつかの「変法」を生んだのもこの点である．わが国において原法を追試したのは，東北大学の立木豊教授で（1955 年），36 例に対して行い，全例でめまいが消失したと報告している．しかし，そんなによいものならなぜ皆が真似をしなかったのか，筆者には不思議である．1951 年，山川・内藤によって，水腫が炎症によるものではないため，外壁を開けてから，さらに内リンパ嚢の内壁に穴を開け脊髄腔と交通してやれば，癒着閉鎖はしないだろう（下図②）というアイデアが発表され，1961 年，米国の Hause は，ツバ付きのシリコンチューブをそこに入れる方法を発表した（今もこれを行っている人もいる）．しかし，筆者は，内リンパ嚢のこの辺の圧を測ったことがあるが，18 mmH₂O であり，百数十 mmH₂O の脊髄液圧のほうへ開けても，圧力が小さいため，内リンパ嚢の圧は下がらないのである．このほか，外壁の切開部にクリップをはさむ（Austin，1968 年），三角窓を開ける，テフロン片を挿入する（Shea，1966，1968 年），金とテフロンのバルブを挿入する（Arenberg，1977 年）など，内リンパ嚢手術の近代的なリバイバルブームとでもいえそうな状況であった．

　原法の外壁直線切開の癒着を防ぐために，筆者らはまず第 1 段階として，いわゆるか

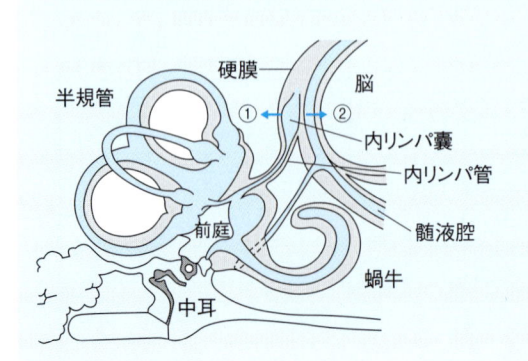

内リンパ管と内リンパ嚢の所在

膜迷路（濃い青の部分）と内リンパ管と内リンパ嚢の位置関係を示す．減圧の方向の違いから，①がポルトマン法，②が山川・内藤および Hause の方法である．

ぎ裂き，すなわちL字形に切開を施し外壁を翻転することを考えついた．第2段階は開けても膜状にかぎ裂きが閉じては困ると考えていたところ，ゼラチンのフィルムを使うことを眼科（同期）の本田孔士氏（京都大学名誉教授）が教えてくれた．かくして，「内リンパ嚢外壁翻転法」（北原-二木）が編み出されたのである（図3-21）．

生活指導，リハビリテーション

- めまいのために動けなくなったままで特別な訓練をしたり，補装具を要するというようなことはない．ただし，公共交通機関の運転手や，高所の作業員には，配置替えなどを考えてやらねばならない．
- 問題は耳鳴と難聴である．難聴のうち28％は両側罹患なので，当然リハビリテーションとしては，補聴器適合を考えてやらねばならない．さらに高度になれば，人工内耳埋め込みも行われ始めている．
- 耳鳴は患者を最も苦しめるものであり，注意深いメンタルケアをしないと，患者は自殺する可能性もある．耳栓とかマスカーとかを用いると軽減される場合もあり，自己訓練法も導入されたりしている．
- 広い意味でのリハビリテーションとしては生活指導も重要であり，筆者は以下の"five S"ということを指導している．

  【二木のfive S】

  Salt：減塩　　　　　　　**Sleep**：寝不足しない
  Stress：くよくよしない　**Smoking**：禁煙
  Speed：小さな乗物でふりまわされない

- 最新の「メニエール病診療ガイドライン2011年版」を以下に示す．

メニエール病の発作予防対策

1. 保存的治療
   1) 生活指導（ストレス軽減，過労防止，適当な運動など），心理的アプローチ，ストレス軽減，適当な運動の例として有酸素運動などが提唱されている
   2) 薬物治療
      - 浸透圧利尿薬：イソソルビド
      - 内耳循環改善薬，抗不安薬，ビタミンB_{12}，漢方薬
        上記の薬剤は併用される場合が多い
        薬物ではないが水分を多量に摂取する水分摂取療法が提唱されている
2. 中耳加圧治療
3. 機能保存的手術治療：内リンパ嚢開放術
4. 選択的前庭機能破壊法（術）
   1) 内耳中毒物質（ゲンタマイシン，硫酸ストレプトマイシン）鼓室内注入
   2) 前庭神経切断術

※内耳破壊手術：本法は蝸牛を含めて内耳全体の機能を破壊する方法である．以前は難治例に対して施行例があったが，上記の選択的前庭機能破壊法（術）により発作予防に十分な効果が得られることから，最近では施行数はきわめて少数である
※欧米の論文では，副腎皮質ステロイドの鼓室内注入が保存的治療に加えられている場合がある．しかし，現時点で評価は定まっておらず，わが国では一般的治療とはなっていない

〔厚生労働省難治性疾患克服研究事業　前庭機能異常に関する調査研究班（2008～2010年度）編：メニエール病診療ガイドライン2011年版．p39，金原出版，2011より引用〕

メニエール病治療選択の概説
低侵襲の治療から開始し，有効性が確認されない場合に次段階へ進む．1から3または4へ，2から4へスキップする場合もある．

1. 保存的治療
   生活指導（過労・睡眠不足・ストレスの回避），心理的アプローチ，薬物治療（浸透圧利尿薬，内耳循環改善薬，抗不安薬，ビタミンB_{12}，漢方薬）
   ↓
2. 中耳加圧治療
   ↓
3. 内リンパ嚢開放術
   ↓
4. 選択的前庭機能破壊法（術）

(Sajjadi H, Paparella MM：Meniere's disease. Lancet 372：406-414, 2008より引用)

生活改善，ストレスの影響緩和のための方策

1. 早めの帰宅と夕食，早めの入眠と早起き，規則正しい生活習慣づけ
2. 仕事，家事，周囲の評価に対する発想の転換：
   頑張りすぎない，完全であることにこだわらない，失敗をおそれない，他人の評価を気にしない，など
3. 悩みの相談をためらわない，相談事と関係なくとも人とおしゃべりをする
4. 娯楽，趣味をもつ：
   旅行，ゴルフ，会食（家族，友人との宴席，など），歌唱（カラオケ，合唱への参加，詩吟，など）
5. 日常における適当な運動：
   ウォーキング，水泳，ヨガ，ダンス，など
   エアロビクスなどの有酸素運動（メニエール病発作予防，聴力改善効果の報告）

〔厚生労働省難治性疾患克服研究事業　前庭機能異常に関する調査研究班（2008〜2010年度）編：メニエール病診療ガイドライン2011年版．p39, 金原出版，2011より引用〕

症例1

患者　女性，66歳．2008年1月中旬初診．
現症
・回転性めまい，左耳鳴および難聴を主訴．
・30年前に回転性めまいを経験するも，このときは蝸牛症状（−）．10年前に同様の経験あり．3年前に初めて左耳閉感と難聴を伴う回転性めまいをきたした（メニエール病としての始まり）．今年に入ってめまい発作（蝸牛症状を伴い）を頻発し，受診した．ほかに一般神経学的症状なし．

既往歴
・高脂血症（投薬なし）

初診時所見および検査結果
・独歩入室，応答明瞭，鼓膜：正．
・オージオグラム（図3-25），平衡機能検査スクーリングおよびENG検査（表3-6），グリセロールテスト（図3-26）結果を示す．

検査結果の解説
・まず，聴力の解説であるが，メニエール病を聴力像で分類するならば，

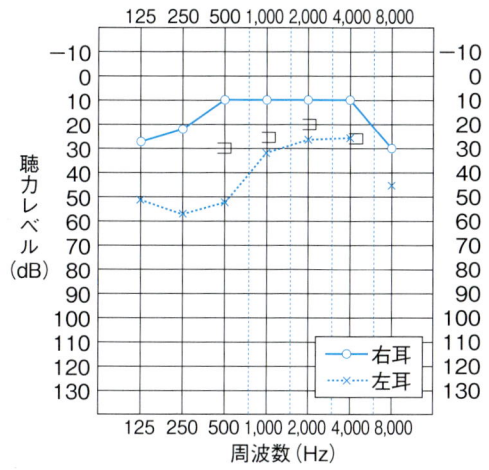

図 3-25　オージオグラム①

表 3-6　平衡機能検査スクリーニングおよび ENG 検査

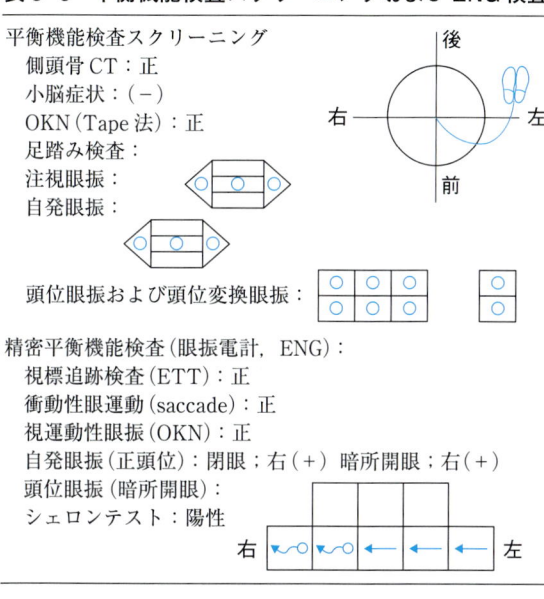

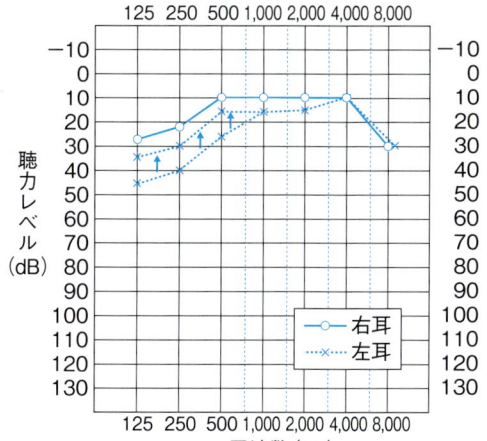

平衡機能検査スクリーニング
　側頭骨 CT：正
　小脳症状：（−）
　OKN（Tape 法）：正
　足踏み検査：
　注視眼振：
　自発眼振：
　頭位眼振および頭位変換眼振：

精密平衡機能検査（眼振電計，ENG）：
　視標追跡検査（ETT）：正
　衝動性眼運動（saccade）：正
　視運動性眼振（OKN）：正
　自発眼振（正頭位）：閉眼；右（＋）　暗所開眼；右（＋）
　頭位眼振（暗所開眼）：
　シェロンテスト：陽性

1. 尿量　700 mL
2. 耳鳴　左（−）→（−）
3. 聴力の変化：左耳で改善（陽性），左耳陽性（＃）

図 3-26　グリセロールテスト

私見では，次の３段階

> 初期：20〜40dB
> 中期：40〜70dB
> 晩期：70dB以上

に分類したい．ヒトが対人的に聞き返したり，自覚的に聞こえにくいと感じ始めるのは30dBラインからである．

- 初期はグリセロールテストにもよく反応して陽性を示し，Klockhoff & Lindiorom は，この段階を"reversible stage"と呼んでいる．すなわち薬物療法に反応し，うまくいくと，聴力は正常レベルに戻る段階である．
- 本症例の平衡機能検査法について述べると，
  ①足踏み検査では，患側へ170度くらい回転してしまったが注視眼振もなく，フレンツェル鏡でも眼振はみなかった．
  ②ENG検査では，中枢所見はなく，右向きの方向固定性眼振を各頭位で認めた．
  ③シェロンテスト陽性で「交感神経過緊張」が示された．
- グリセロールテスト：左において「陽性」で「メニエール病確実例」とされた．

経過
- 初診時より6日後の1月下旬より，左メニエール病確実例の初期ステージとして，下記の内容で治療を開始した．

```
メイロン®      40mL  ｝静注
メチコバール®  500μg
〈処方例〉1. イソバイド®    80mL  朝・夕  分2
        2. スルピルド      2錠  ｝
           エリスパン®     2錠  ｝分2
           メチコバール    2錠  ｝
           ATP®          2.0g
        3. マイスリー®    1錠  眠前
```

- その1か月半後の3月初め，これより2日前，めまい発作とともに，耳鳴・難聴が増悪したと来院した．わずかに右向きの眼振を認めるが，聴力図に示すように低音部は60dBライン，すなわちメニエール病としては「中期」に落ちてしまったことを示している(図3-27)．
- こうなると，「緊急避難的」に「ステロイド漸減療法」を導入せざる得ない．ぐずぐずして対応が遅れ，聴力をこのままにするようなことがあってはならないのである(図3-28)．
- 結果はそれから約3週間後の3月下旬のオージオグラム(図3-29)が示すように左右が重なり合う"complete recovery"がもたらされたのである．その後1年半が経過した時点で聴力の悪化をきたすような大発作はなかった．

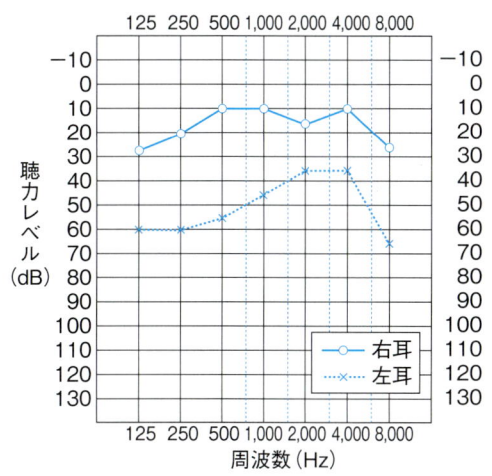

図3-27 オージオグラム②

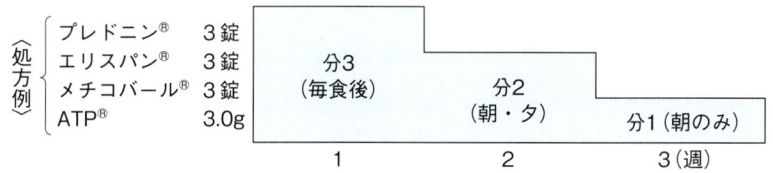

図3-28 症例1の経過（ステロイド漸減療法）

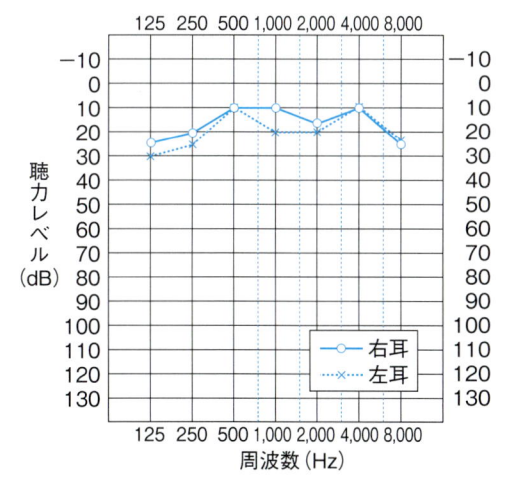

〈処方例〉
プレドニン® 3錠
エリスパン® 3錠
メチコバール® 3錠
ATP® 3.0g

分3（毎食後）　分2（朝・夕）　分1（朝のみ）
1　　　　　2　　　　　3（週）

図3-29 オージオグラム③

本症例のポイント
①初期例はグリセロールテストによく反応する．
②ところが本例のように，急な発作後に聴力の悪化をきたすことがある（→聴力が中期に落ちる）．
③悪化した難聴を固定化させないためには，緊急避難的にステロイドの漸減療法を用いること（あるいは点滴）が肝要である．

4．メニエール病

症例 2

患者　男性，35 歳．2007 年 6 月上旬初診．

現症
- 主訴：回転性めまい，左耳鳴および左難聴．
- 過去 4 回，以下のような症状あり．3 年半前デスクワーク中に初発 3 徴候(耳鳴，難聴，めまい)あり．3 年前に 2 回目の発作．1 年 4 か月前に 3 回目，その 2 か月後に 4 回目の発作があった．これら 4 回のめまい発作と左の耳閉・耳鳴および難聴は，いずれもステロイドやイソバイド®の内服などで回復をみていたという．
- 今回，当院近所へ転居後，5 回目の発作で来院した．既往歴として脂肪肝あり．

初診時所見および検査結果
- 独歩入室，応答明瞭，鼓膜：正．
- CT 画像：含気蜂巣良好，内耳道拡大(−)．
- オージオグラム(図 3-30)，平衡機能検査スクリーニングおよび ENG 検査(表 3-7)．
- グリセロールテスト：聴力低下が少なく，反応は(±)，偽陽性(図 3-31)．

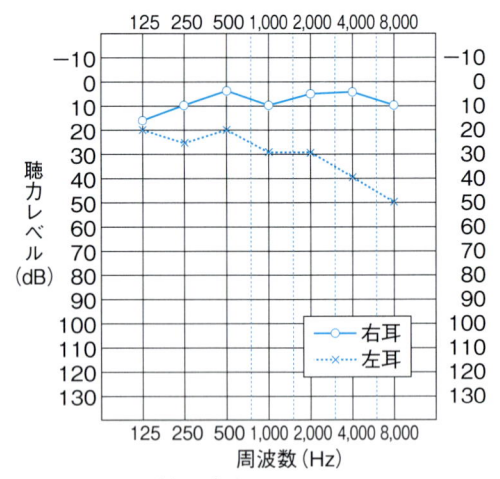

図 3-30　オージオグラム

経過
- メニエール病(初期)と自律神経失調症として，下記の薬剤で経過観察していたが，初診時より約 8 か月後の 2 月中旬に来院時，発作後の左聴力は低音部平均 47.5dB の「中期」レベルにまで低下してしまった．急遽，ステロイド点滴(次頁下記)を 1 週間行った．

表 3-7　平衡機能検査スクリーニングおよび ENG 検査

X 線：三次元 CT；内耳道拡大（−）
平衡機能検査スクリーニング：
　小脳症状：（−）
　OKN（Tape 法）：正
　足踏み検査：
　注視眼振：
　自発眼振：
　頭位および頭位変換眼振：
　温度試験（　　　　　　　　　　）
　精密平衡機能検査（眼振電計，ENG）
　　視標追跡検査（ETT）：正
　　衝動性眼運動（saccade）：正
　　視運動性眼振（OKN）：正
　　頭位眼振：
　シェロンテスト：（＋）

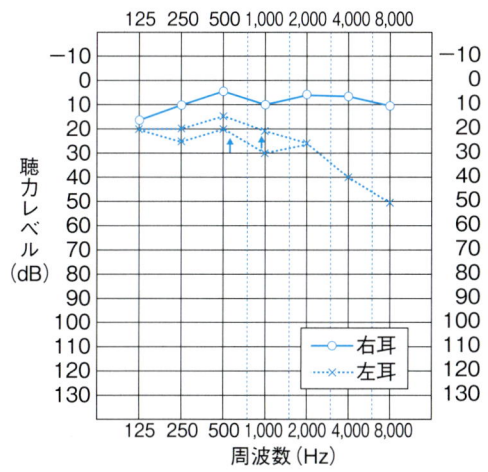

図 3-31　グリセロールテスト

```
ソリタ T3®　　200mL
サクシゾン®　　100mg      ｝点滴
メチコバール®　500μg
ATP®　120mg
```

すぐには反応せず左聴力は改善しなかったが（図 3-32），2 か月後には低音部は 30dB まで徐々に持ち直していった．
・その後，イソバイド 80mL 分 2 の代わりに，

```
ラシックス®（40）1 錠 注1)    ｝朝　前
アスパラ K®　2 錠
```

を投与し，自律神経薬としてセディール®注2)を加えて，加療を続行した．

☞注 1）
出張の多い人などには錠剤とする．ラシックスは脱塩利尿薬で Na とともに K も引っぱりだすのでアスパラ K と組み合わせることが肝要．

☞注 2）
スルピリド製剤は漫然と長期に投与すると「薬剤性パーキンソニズム」をきたすので要注意．

- ところがその3か月後の7月下旬に軽いめまいの後「よいほうの右の耳が変になった」と来院したので，聴力をみるとオージオグラムにみるように（図3-33），両側化していた（下向き細い矢印）．
- 直ちに前出の内容と同じステロイドの点滴を1週間行ったところ，幸い太矢印のようにrecoveryが示された．後発耳（＝右）の難聴はステロイド点滴によく反応した．
- 内服に戻してフォローアップ中の1か月半後の9月上旬にふらつき，右耳閉感で聞こえにくいといって来院した．オージオグラムの結果，左右同列になってしまった．直ちにステロイド点滴を5回行い，図3-34矢印のレベルまで回復できた．
- こうして，本症例は「両側罹患例」となったのである．

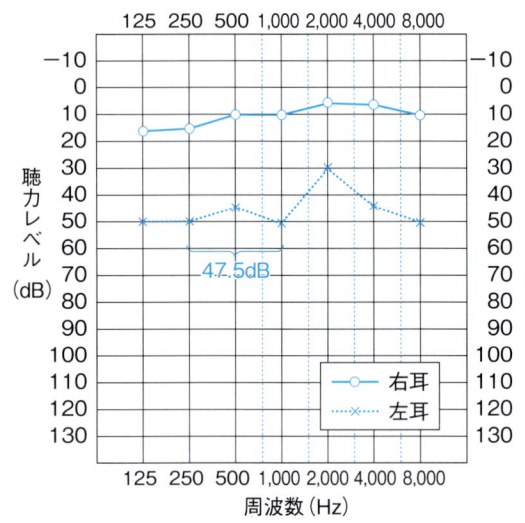

図3-32　8か月後左耳悪化時のオージオグラム
（低音部平均47.5dB）

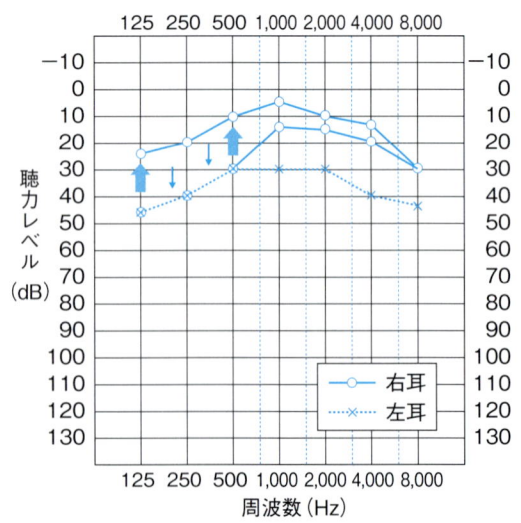

図3-33　良聴耳へ両側化したオージオグラム
（太矢印：点滴で改善後）

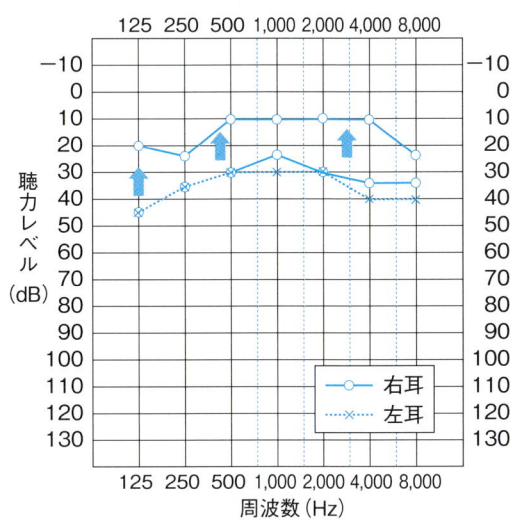

図 3-34　再度，後発耳（右）の改善例

本症例のポイント
① メニエール病は筆者の集計によると 28（東京大学）〜 29（京都大学）％が両側化すると判明している．
② したがって，本疾患は「難病」に準ずるものであり，慢性疾患として腰を落ち着けて診なくてはならないということである．
③ すなわち，ⓐ片側としても，初期→中期→晩期に進行するのをいかに遅らせるか，ⓑ 28 〜 29％に「両側化」ありと念頭におき良聴耳の「耳閉感」「耳鳴」を気遣う，ⓒステロイドの使いかたを工夫する，ⓓ行き着く先は手術的療法である，と考えて対応する．

症例 3

患者　女性，32 歳．2009 年 10 月中旬初診．
現症
・主訴：回転性めまい（反時計回り），左耳鳴および難聴．
・初診時より 1 年 5 か月後の 5 月，突然の左耳鳴，難聴をきたしたが，めまいはなく，「左突発性難聴」の診断の下，ステロイドで一応の寛解をみた．
・その 11 か月後の 4 月に出産後，再度めまい（−）の左難聴・耳鳴をきたしたが，投薬で改善したという．
・初診時 1 か月前の 9 月，回転性めまい，左耳鳴，左難聴をきたし 10 月来院した．既応歴は特になし．
初診時所見および検査結果
・独歩入室，応答明瞭，鼓膜（正）．
・オージオグラム（図 3-35），平衡機能検査スクリーニングおよび ENG 検

査(表 3-8),グリセロールテスト(図 3-36)を示す.
- オージオグラム(図 3-35)の解釈をすると,要するに本例は,めまい発作,耳鳴,難聴という 3 徴候がそろって初診の 1 年 5 か月前に,同側の「突発性難聴」との診断と治療を他院で受け,いったん寛解したのに,11 か月後にも「突発性難聴」を繰り返しているという特徴をもつが,その際の聴力は不詳である.
- そして,当院初診時は聴力レベルでいうと「中期」にさしかかっている.
- 平衡機能検査(表 3-8)では,見るべき陽性所見なく,シェロンテスト(+)のみであった.
- グリセロールテスト(図 3-36)の日には「初期」レベルに戻っていたが,反応では陽性であり「突発性難聴」ではなく,はっきりと「メニエール病確実例」であることが,これによって示されたのである.

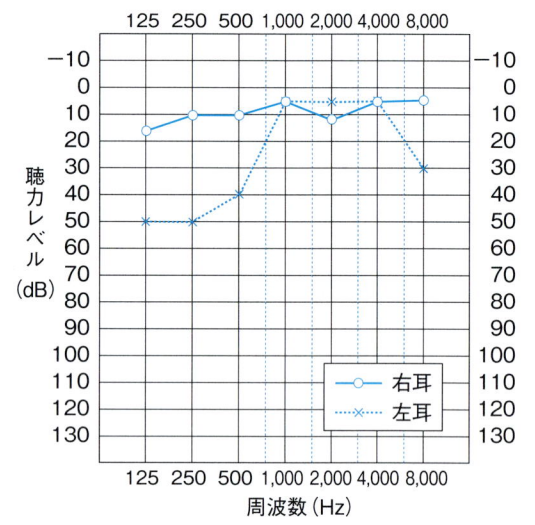

図 3-35　オージオグラム

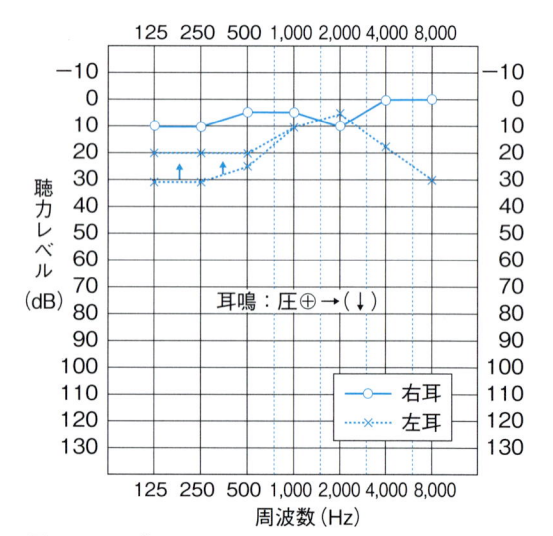

図 3-36　グリセロールテスト

表 3-8　平衡機能検査スクリーニングおよび ENG 検査

X 線：3D-CT，内耳道拡大（−）
平衡機能検査スクリーニング：
　小脳症状：（−）
　OKN（Tape 法）：正
　足踏み検査：
　注視眼振：

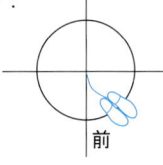

　自発眼振：　　　　　頭位および頭位変換眼振：

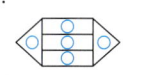

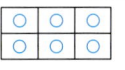

　温度試験（　　　　　　　　　　　　　　）
精密平衡機能検査（眼振電計，ENG）
　視標追跡検査（ETT）：正
　衝動性眼運動（saccade）：正
　視運動性眼振（OKN）：正
　頭位眼振：
　重心動揺計：WNL
　シェロンテスト：（＋）

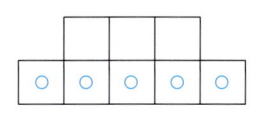

本症例のポイント

① メニエール病の 3 徴候の起こりかたに関する厚生省「メニエール病研究班」の水越鉄理名誉教授の疫学調査では，蝸牛症状先行か 3 徴候同時かが 95％で，めまい発作のみが先行して後に 3 徴候がそろうのは 5％にとどまる．このことを念頭においておくべきことが本症例でもいえる．

② 要するに「突発性難聴」や「低音障害型感音性難聴」から，容易に「メニエール病」に「化ける」症例が珍しくないということである．

③ 一般に「突発性難聴」は繰り返すことはないのが定義なのである．本例のようにめまいなしの聴力低下を反復した段階で「突発性難聴」から外されて然るべきであろう．

☞ 手軽な難聴のスクリーニング

オージオメータを使わずにできる「難聴のスクリーニング」としては，第 1 章 4 頁の「指打ち合わせ」（低音 125〜250Hz）と「はさみの閉じ開き（ティースプーン打ち合わせでもよい）」（4,000〜8,000Hz）が役立つ．特にメニエール病では前者の聞こえに左右差があると訴える．

5 前庭神経炎

特徴

①回転性も含む激しいめまい，平衡障害をきたす．耳鳴，難聴という蝸牛症状はない．
②感冒症状などの発熱のあとに起こることが多く，嘔吐や歩行不能となる場合もある．
③めまい以外の神経症状を伴わない．
④頭位性めまいのように特定の体位はなく，「動こうとするとふらつく」状態が続く．
⑤約3日でおさまるメニエール病の発作と異なり，次第に改善していくが，ペースは「月単位」くらいである．
⑥ウイルスによる神経細胞のダメージの常として改善は時とともに「単調減少」のコースをたどるが，経過は長いと患者に納得させ，根気強く治療に取り組むように励ます．
⑦途中，絶えず余病(併発する別の病気)との誤診に注意しつつ加療を進める必要あり．
⑧月単位の回復なので，体平衡不安定のうちは高所や転落する危険は避けるように指示する．

診断のポイント

①めまいの前に発熱があったかどうかをチェックする．
②蝸牛症状のないことを確認する．
③めまい，平衡失調は強いので，神経症状，すなわち中枢性めまいの疑いを除外する．
④眼振は強く，頭位性めまいと異なり，体位により方向が変わったり，減弱することはない(定方向性眼振)．
⑤嘔吐，嘔気などの自律神経症状は少ない．

治療法・患者説明

①一般的な抗めまい薬での加療でよい．ビタミンB_{12}やATPも加える。
②「治療は長くなるが，良くなる」と患者に説明する．
③危険予防(スポーツも含む)を注意する．

症例

患者　男性（会社員），48歳．2009年6月上旬初診．

現症
- 主訴：回転性めまいと激しいふらつき，平衡失調．受診の3日前に，感冒様症状と37.8℃の微熱あり．
- 解熱後，出社しようと朝起き上がると激しいめまい（回転と激しい動揺感）をきたし，家人介助で用便．耳鳴・難聴なし．嘔吐はないが嘔気あり．
- 当日，家人に介助され緊急搬入となる．直ちに臥床させ，神経学的なスクリーニングテストで，ほかの神経症状はなく，裸眼・フレンツェル眼鏡下でも激しい左向き眼振を認め（図3-37），ホリゾン®10mg筋肉注射，プリンペラン®1A筋肉注射およびステロイドを含む点滴で鎮静化した．
- 2日後，自立歩行可となったので，検査を施行した．

検査結果
- 意識清明．麻痺，振戦などの神経症状なし．
- 鼓膜：正，聴力検査：正常，側頭骨三次元CT：正常．
- ENG検査にて，ETT，OKN，saccadeなどの中枢障害を示唆する所見は認められず，ただ正頭位，仰臥位，側頭位で，「激しい」左向き眼振を記録．

診断経過
- 右前庭神経炎と診断し，加療（投薬，注射）により漸次軽快した（ただし，ゆっくりである）．

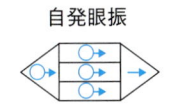

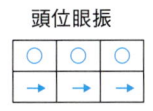

図3-37　フレンツェル眼鏡所見

第4章 症例から学ぶさまざまなめまい

　本章に収載したテーマは，すべて筆者が「めまいクリニック」という臨床最前線の中から拾い上げた問題であり，その1つの答案である．

　毎日毎日めまい患者の診察に没頭する中で出てきた universality のある問題に対峙して，新たな側面から集積・分析し，全科の医師が集まる東京都江戸川医学会でわかりやすく発表してきた論文を手直ししたものが中心である．

　神経耳科学的な手法も用いられてはいるが，広く内科医や他科医に読んでいただきたい内容である．

1 糖尿病とめまい

☞出典
本項は「二木隆：めまい発作と血糖値．江戸川医学会誌 26：10-15，2009」を手直しして再録したものである．

要点

- 臨床の第一線にいると，「めまい発作」で介助搬入されて来る患者に，月に1～2回は当たり，重篤な中枢性病変や心血管系の疾患ではなさそうだと診れば，臥床させ，点滴などの応急処置を行う．
- たまたまこういった患者の中に糖尿病疑いの例があり，血糖値とHbAlcを調べたところ，きわめて高値が示された．
- そこで2008年に入って，めまい発作中で連れて来られて応急処置から始まった8症例に血糖値などのチェックを行ってみたところ，63％に何らかの異常値が示された．

対象

- 表4-1に対象をまとめた．
- 血糖値異常は5例（63％）と高率を示したが，HbAlc異常は2例にとどまった．備考のPはプレドニンなどステロイド使用をあらわす．

表4-1 めまい発作（介助搬入）症例のまとめ

症例	年齢(歳)	性別	診断名	聴力(dB)	血糖値(mg/dL)	HbAlc(JDS値)	備考
1	35	男	左突発性難聴→左メニエール病(+OD)　　(+OD)	100⇔70	686* 250*	13.7* 10.3*	P3
2	70	女	左PV+OD	右16 左12	134*	50	P1
3	35	男	右メニエール病	25⇔15	87	52	P1
4	59	男	左突発性難聴→左メニエール病(+OD)　　(+OD)	93⇔48	224* 217*	8.3* 9.1*	P3
5	32	女	左PV+OD	右52 左50	79	49	
6	53	女	左PV+OD	右42 左43	132*	5.0	P1
7	55	女	左PV	右10 左10		4.9	
8	58	男	右内耳性めまい+OD	右25 左25	138*	5.0	
ā=50.0		男4 女4	OD：75%		63%*	25%*	P：63%

PV：頭位性めまい，OD：自律神経失調症，*検査値陽性

症例1

- 臨床経過を図4-1に示す．
- 35歳，男性．2日間続いた回転性めまい発作，嘔吐の反復のあと，左耳に

急激な難聴・耳鳴を訴え，家人に介助搬入された．
- 眼振の鎮静化をみて聴力検査を施行したところ，左耳は 85dB でほとんど聾状態，右耳も 48dB 近く低下していた．
- 父親が糖尿病だという．当院で指尖血糖をみると，目盛は 237mg/dL であった．直ちに，近隣の循環器脳神経外科病院の糖尿病外来へ紹介した．インスリン治療開始とのことであった．
- ところが，また，めまい発作と，今度は左のみならず，右の聴力の 80dB をこす難聴をきたし，筆談状態となってしまった．緊急避難的にステロイド点滴をし，右耳は何とか聴取可能なレベルまで戻したが，何と当院で検査を行ってみると，血糖値 686mg/dL，HbA1c（JDS 値）13.7 という桁外れの高値で，「若年性糖尿病」と「両側性メニエール病」症例であると考えられた．

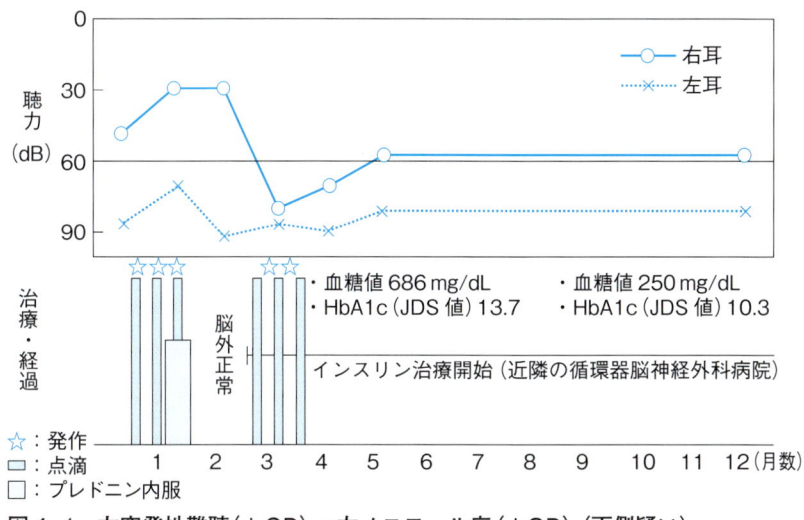

図 4-1　左突発性難聴（＋OD）→左メニエール病（＋OD）（両側疑い）

症例 2

- 臨床経過を図 4-2 に示す．
- 59 歳，男性，小企業経営者．突然のめまい発作，嘔吐と左耳の高度難聴によって介助搬入されてきた．「左突発性難聴」と診断し，点滴，筋注など救急的加療を行い，1 週間ほどで 65dB まで回復し，ステロイド内服で経過観察していた．
- 検査を行ったところ血糖値 224mg/dL，HbA1c8.3 と出た．糖尿病専門機関の受診をいくら勧めても，多忙を口実に受診せず，航空機で出張，過労のあと，再度 80dB 近い聴力低下をきたし，「左メニエール病」と診断名を変更し，観察中である．
- 血糖値は 217mg/dL，HbA1c（JDS 値）9.1 であり，かつ検尿で蛋白（3$^+$）があり，糖尿病性腎症も疑われ，眼底検査を強くすすめたところ，他院（眼科）で「糖尿病性網膜症」と診断され，レーザー手術を受けた．
- 糖尿病検査について，他の症例にも言及するならば，HbA1c の異常値を示し

たのは，図4-1, 2の2例（25％）のみであるが，「発作搬入時の血糖値」では，63％に異常値がみられた．

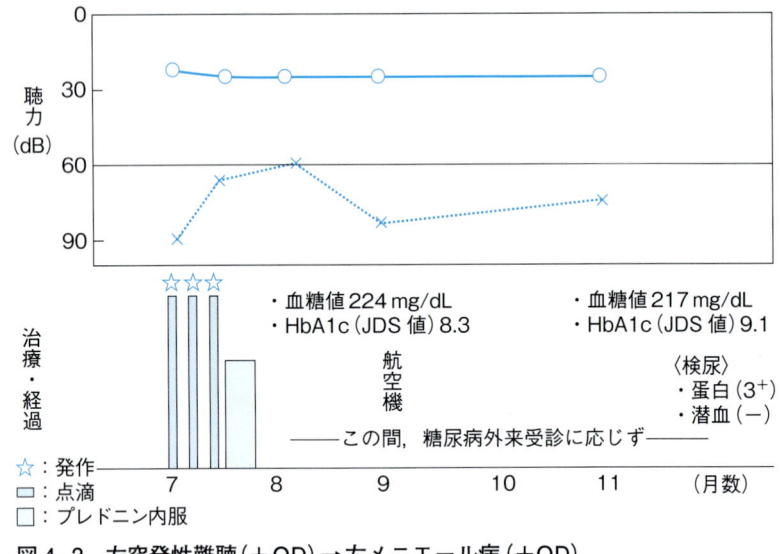

図4-2　左突発性難聴（＋OD）→左メニエール病（＋OD）

考察

- 臨床第1線の機関からの，「めまい発作で介助搬入時」の血糖チェックをまとめた報告はないが，自験例8例中63％に異常値を認めた．
- 急性合併症を表4-2に挙げたが，本項の症例はすべて介助搬入されてきたが，昏睡，発熱はないので，これらは除外できると考えられる．
- 慢性合併症を表4-3に挙げたが，結論を先にいうと，めまい発作や急激な難聴という本群のエピソードは，表4-3の①網膜症，②腎症，③神経障害という三大合併症と同じ起源をもつ，「内耳の動乱」であったのではないかということである．
- 糖尿病性網膜症（図4-3）：ヒトの身体の細かな動・静脈の状態を，切開や明視下に置く侵襲を加えずに観察できるのは，網膜をおいてほかにない．したがって，本症の発見，治療・予防など，慢性合併症の中では，最もすすんでおり，またその需要と対策は，今後も国民的な必要性は増えこそすれ，減じない．ある意味では，眼科医の今後の取り組みに，細動静脈の抱える成人病の将来がかかっているといえよう．
- 図4-3の矢印に従えば，「硝子体出血，網膜剥離」にまで行き着くのである

表4-2　急性合併症
①高血糖昏睡
②乳酸アシドーシス
③低血糖昏睡
④感染症（悪性外耳道炎，鼻脳ムコール症）

表4-3　慢性合併症（三大合併症）
①網膜症
②腎症
③神経障害

が，もしこれを内耳に起こるものと想定するならば，「内リンパ腔出血，血管条剥離」とでもいえようか．

- 糖尿病性腎症：その成因メカニズムを図4-4に示す．
- 糖尿病神経障害の病型分類と発症機序を表4-4に示す．この表4-4の3行目に「自律神経性神経障害」とある．表4-1にみるように，OD（自律神経失調症）が本群8例のうち6例（75％）にみられたことは，本表にも該当項目があったことになる．
- 細動脈障害（表4-5）：①～④は『糖尿病診療マニュアル』〔日本医師会雑誌特別号130(8)，2004〕からの引用であるが，⑤は筆者が加えた項目である．
- 網膜は眼底写真造影，CTでバッチリわかる．腎にしても，「生検」で糸球体の崩れは鏡検できる．心筋梗塞や脳梗塞は素晴らしい画像診断の進歩からカテーテルによる治療にまで進歩している．
- ところが，同じように細動脈ネットワークのある内耳で，こういった細動脈障害による突発性難聴やメニエール病が病因論的になぜ証明されないかというと，内耳が歯のエナメル質に次いで人体の中で硬いといわれる「迷路骨包」に囲まれており，細動脈系の「生前」の観察は不可能という解剖学的制約があるためである．

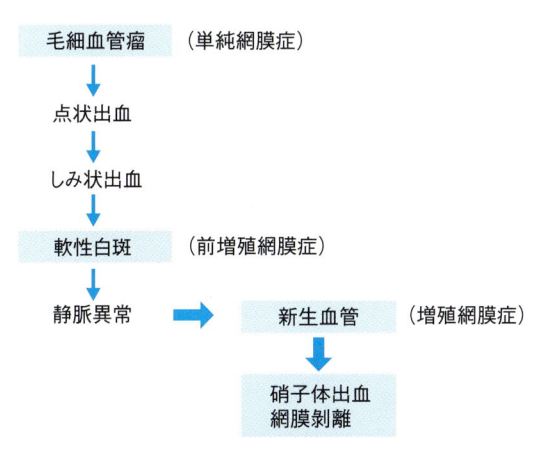

図4-3　糖尿病性網膜症

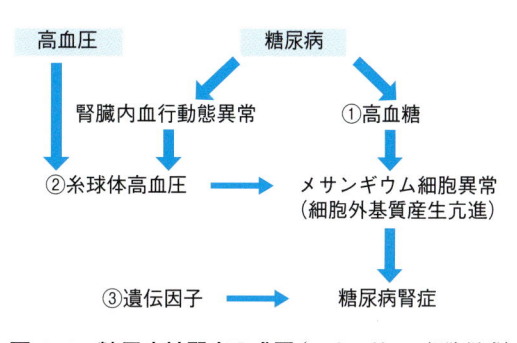

図4-4　糖尿病性腎症の成因（メサンギウム細胞異常）
〔羽田勝時：糖尿病診療マニュアル．日本医師会雑誌特別号130(80)：PS 260, 2004より引用・改変〕

表4-4　糖尿病神経障害の病型分類と発症機序（仮説）

・高血糖性神経障害	代謝異常
・対称性多発神経障害	
・感覚性/自律神経性神経障害	代謝異常，血管障害
・急性有痛性神経障害	代謝異常，虚血，神経再生
・巣性・多巣性単神経障害	
・脳神経障害	虚血
・胸腹部障害	虚血，神経節炎？
・巣性四肢神経障害	圧迫，虚血
・糖尿病性筋萎縮症	血管炎（虚血），自己免疫？
・混合型	

〔吉川隆一：糖尿病診療マニュアル．日本医師会雑誌特別号130(8)：PS 264, 2004より引用・改変〕

- 事実，1867年Ménièreがパリで，「めまいは内耳から」といって，70年近く経って，1938年山川強四郎とHallpikeがやっと，側頭骨の切片からライスネル膜膨隆の「内リンパ水腫」を発見したという歴史があり，この組織像も確かなものは，今までに100近くしかない．
- 内耳細網動脈系の解剖図：図4-5,6は，恩師野村恭也東京大学名誉教授の本からの引用である．前下小脳動脈から入った内耳動脈は，カタツムリの外側の黒い縞に相当する部位の内側にある内リンパ腔に面した「血管条」(stria vascularis)で細動脈ネットワークをつくり（図4-5），さらに詳しく図示すると図4-6のようになる．ここで内リンパが生成され，前庭半規管を潤し，小脳脳膜上の内リンパ嚢で吸収されるのである．この産生と吸収のバランスが，何らかの原因で破壊すると，ライスネル膜が膨隆し，内リンパ水腫すなわちメニエール病になるのである．

表4-5 糖尿病性の細動脈障害

①網膜症
②腎症（糸球体）
③脳梗塞
④心疾患
⑤内耳の血管条（stria vascularis）は？

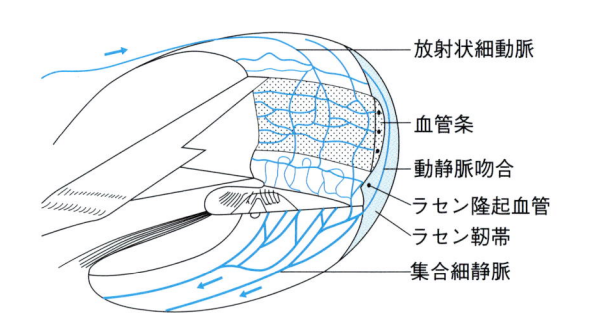

図4-5 血管条・ラセン靱帯の毛細血管
（野村恭也，ほか：耳科学アトラス．第3版，p218，シュプリンガー・ジャパン，2008より一部改変して転載）

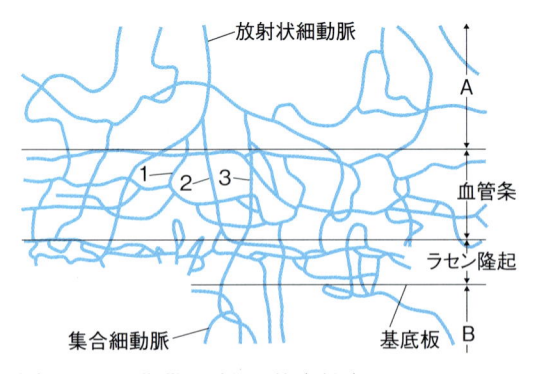

図4-6 血管条・ラセン靱帯の毛細血管（詳細）
1：血管条の毛細血管，2：ラセン隆起血管へ行く枝，3：動静脈吻合，基底板の縁はその付着部位を示す．
A：前庭階側壁．B：鼓室階側壁．
（野村恭也，ほか：耳科学アトラス．第3版，p219，シュプリンガー・ジャパン，2008より一部改変して転載）

- 内耳細動脈系の決定的な病変の組織図：筆者は眼振電図などを使ってめまい患者の病因を検索する病態生理学，広義には神経学の徒であり，前出の野村恭也名誉教授にこの文献を教えられた「形態学オンチ」である．多くを語るより，図4-7を見ていただきたい．糖尿病患者における内耳蝸牛内血管条の劇的な変性が見てとれる．
- 想定するに，この血管条の細動脈は出血や血管新生などのエピソードを反復した結果，血管壁の肥厚をきたし（図4-7a），血流不全の結果図4-7bのように，血管条そのものの萎縮に陥り，回復不能な内リンパ産生異常状態，すなわち難聴の悪化とめまいの発作反復を引き起こしたものと推定される（この図は，耳鼻科医でも目にできないほどのものである）．
- まとめを表4-6に示す．

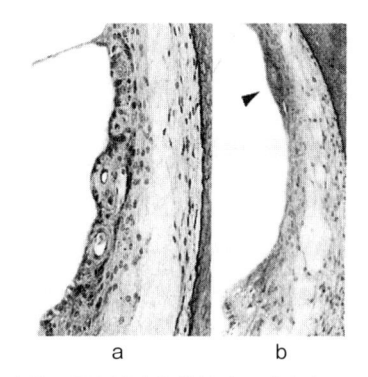

図4-7 血管条の血管の肥厚（a）と萎縮（bの矢尻）
〔Fukushima H, Paparella MM, et al : The Effects of Type 1 Diabetes Mellitus on the Cochlear Structure and Vasculature in Human Temporal Bones. The Registry (National Temporal Bone Registry) 12：3-7, 2004より引用〕

表4-6 まとめ

1. 2008年中，めまい発作にて介助搬入された患者8例について，血糖変動などを観察した（男性4例，女性4例，平均年齢50.0歳）
2. いずれも内耳に起因するものであったが，血糖値異常が63％にみられた
3. 当初，急激な聴力低下とめまい発作で突発性難聴と診断した2例は，その後メニエール病となり，例示した
4. 血糖値と聴力・めまいの変動をトレースし，特に網膜，腎糸球体に加え，内耳血管条への糖尿病変も付言した

2 神経内科疾患(主にパーキンソン病)とめまい

☞出典
本項は「二木隆ほか：神経内科的な診断を要した『めまい患者』の特徴について．江戸川医学会誌 25：34-41, 2008」を手直しして再録したものである．

要点

- めまい患者の診断結果として，その9割以上は内耳性のものであるが，そのめまいの中心疾患は内耳性と考えられても，詳しい問診や検査結果から，その疾患像は複合しており，加えて，脳神経外科的な診断を要するものや，神経内科的な診断を仰がねばならない症例や，時には心療内科的な診断も必要な症例もある（仮面うつ病など）．
- 本項では，1年間に，めまいの検査を受けた患者（572名）の中から，神経内科的な診断を要した15例（2.6％，主にパーキンソン病）をまとめて概観し，その特徴について検討を加えた．

対象

- 1年間めまいで当院を訪れた患者（527例）の中の15例（2.6％）の年齢は，17～79歳までで（平均年齢66歳），男性5名，女性10名である．
- これらすべては，詳細な問診，側頭骨CTを含む画像診断，標準純音聴力検査，平衡機能検査スクリーニングとENG（眼振電計）を用いた精密平衡機能検査を行って診断し，神経内科に紹介したのはもちろんである．

結果

- 症例のプロフィール：以下に表と図によって，提示する15症例のまとめと，その特徴を示していく．表4-7にまとめたのは，耳鼻科的診断とその依頼理由，および神経内科的な診断名，症状と検査所見の概略でありこの対比は興味深い．
- 表4-7における2つの科の診断は，少なくともこのめまい患者は，耳鼻咽喉科の「めまい」として処理できないものだと判断したものであり，耳鼻科的な症例（例えば，症例10のように筆者が内リンパ嚢開放術を施術した「メニエール病確実例」）でありながら，術後の相当長いフォローアップ中に生じてきた振戦とうつ傾向であった．
- したがって，表4-7の語るところは，はじめから中枢性とわかるものから，末梢性めまいであるが，それだけではこの「病状」は説明しきれないと診断して神経内科的なものもあると考えた「依頼理由」の欄にご注目いただきたい．
- はたしてその結果はどうであったろうか．それが，中ほどの欄の「神経内科

表4-7 神経内科的疾患の症例

症例	年齢(歳)	性別	耳鼻科的診断	神経内科診断依頼理由(症状)	神経内科的診断	めまい V	めまい D	神経内科的症状 失調	震え	しびれ	ろれつ	複視	ENG所見 眼振	ETT	OKN
1	76	男	左小脳失調+OD		P症候群	+	+	+	+	−	−	+	+	+	+
2	75	女	左前庭神経炎	歩行失調	P.D	+	−	+	−	−	−	−	+	+	−
3	71	女	OPCA		左中小脳脚梗塞	+	+	+	−	−	+	+	+	+	+
4	74	女	左小脳・脳幹		P.D+うつ	−	+	++	+	−	−	−	+	+	+
5	53	女	右頭位性めまい+OD	自転車乗れず	薬剤性P.D	+	+	+	−	−	−	−	+	+	+
6	17	女	左内耳性	てんかん(疑)	低血圧	−	+	−	−	−	−	−	±	−	−
7	62	男	脳幹・小脳		OPCA	−	+	+	−	−	−	−	−	++	++
8	55	男	小脳失調(?)+OD	言語障害	P症候群	−	+	+	−	−	++	−	+	+	±
9	78	男	OD	左上下肢麻痺	左橋蓋梗塞	−	±	++	+	−	++	−	+	++	++
10	68	女	左メニエール病手術(後)	震え	本態性振戦	−	+	−	+	−	−	−	−	−	−
11	79	女	小脳・脳幹	口もぐ	口舌ジスキネジー	−	+	−	−	−	++	−	−	−	−
12	73	女	右内耳性+OD	頭振	本態性振戦	−	+	−	+	−	−	−	−	−	−
13	62	男	左内耳性+OD	歩行失調	OPCA初期	−	+	+	−	−	−	−	+	±	−
14	72	女	左突発性難聴+OD	震え	P症候群	−	+	+	++	−	−	−	−	−	−
15	70	女	左続発性迷路炎	小刻み歩行	P症候群	−	+	+	−	−	−	−	−	−	−

脳幹・小脳：ENG検査によりその機能不全が疑われた症例.

的診断」に示されている．表中でPと示されているのはパーキンソンの略であり，P.Dは「パーキンソン病」であり，「P症候群」とあるのは「パーキンソン症候群」のことであり，OPCAは「脊髄小脳変性症」(olivo-ponto-cerebellar-atrophy)のことである．

- この「神経内科的診断」欄をわかりやすくするために示したのが図4-8であり，要するにパーキンソン症候群，パーキンソン病および薬剤性パーキンソン病をあわせて「パーキンソン群」とすると，7例(47%)で最多群となるということである．さらにこれに「本態性振戦」と「口舌ジスキネジー」(3例)をあわせると，実に「震え」を伴う症例(青色)は10例(67%)で2/3に相当することがわかった．
- 他部位の「梗塞」や「変性」(OPCA)は各2例，あわせて27%であり，「てんかん」を疑って紹介した若い女性の1例は「低血圧」のみであった．
- 症状と，検査結果のまとめをわかりやすくするために，図4-9にまとめた．
- 図から説明すると，メニエール病や頭位性めまいのように，激しい回転性めまい(vertigo，図中V)ではなく，非回転性めまい(dizziness，図中D)が87%である．要するに，Vではなく Dの中にこれらの患者が潜んでいると

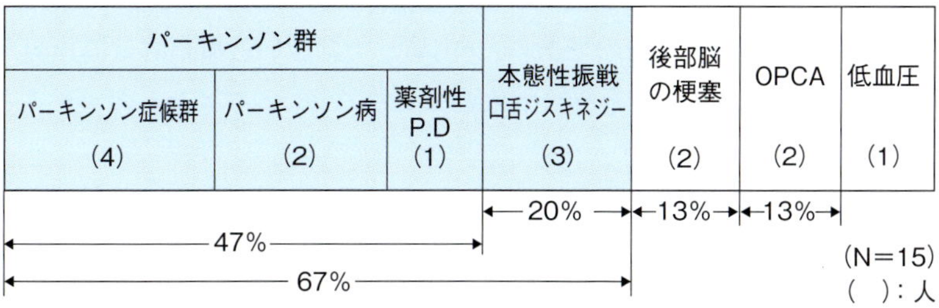

パーキンソン群			本態性振戦 口舌ジスキネジー (3)	後部脳の梗塞 (2)	OPCA (2)	低血圧 (1)
パーキンソン症候群 (4)	パーキンソン病 (2)	薬剤性 P.D (1)				

←――47%――→←20%→←13%→←13%→
←―――――67%―――――→

(N=15)
( ):人

図4-8 神経内科的診断

		(n=15)

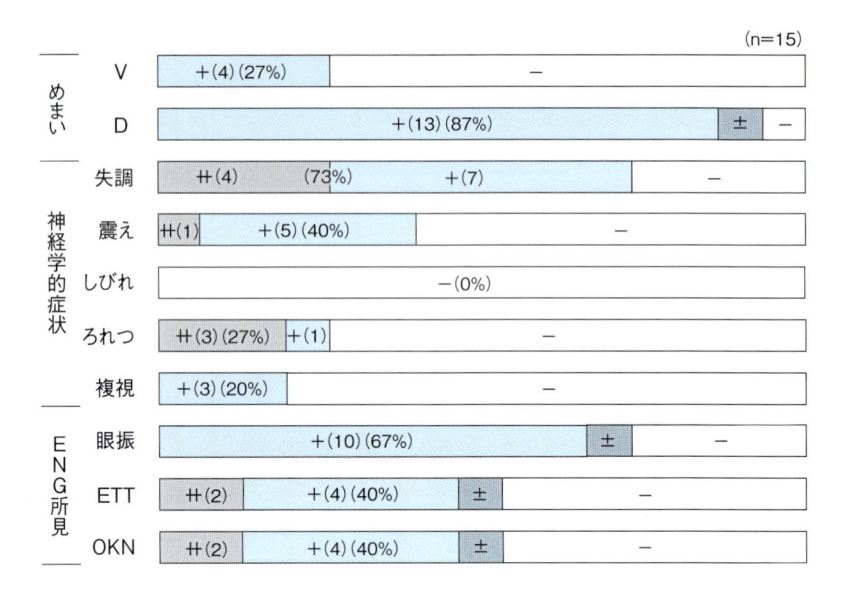

図4-9 症状と所見（例数）

（めまい）
- V: ﹢(4)(27%) ／ －
- D: ﹢(13)(87%) ／ ±／－

（神経学的症状）
- 失調: ﹢﹢(4)(73%) ＋(7) －
- 震え: ﹢﹢(1) ﹢(5)(40%) －
- しびれ: －(0%)
- ろれつ: ﹢﹢(3)(27%) ﹢(1) －
- 複視: ﹢(3)(20%) －

（ENG所見）
- 眼振: ﹢(10)(67%) ± －
- ETT: ﹢﹢(2) ﹢(4)(40%) ± －
- OKN: ﹢﹢(2) ﹢(4)(40%) ± －

いうことである.

- Dはもちろん「めまい」を主訴として当院を訪れたわけであるが，詳しく問診すると，実に図4-9の「神経学的症状」の欄にあるような，多くの症状が出てくるのである．このうち失調というのは，一般的には "ataxic gait" と一括されるが要するに「小脳性失調」や，パーキンソン病の「小刻み歩行」（"frozen gait"）なども含まれるが，やはり73％と最多であった．要するにめまい患者は「診察室に入ってくるときから出ていくときまで」見定めないといけないということである．

- 「ろれつ」や「複視」までくると，もうこれだけで「耳鼻科」の守備範囲を超えるものである．しかし，われわれ「めまい医者」は，患者の顔に電極を貼り付けて「平衡機能検査」を「眼振電計」（ENG：electro-nystagmograph）を用いて，小1時間かけて施行する．

- 平衡機能検査の基本原則は何かというと，「耳なのか，脳なのか，それ以外か」ということである．

- ENGにより，平衡失調を検出する眼振の記録ができ，optico-oculomoter-tractの反射を検出するETT（eye-tracking-test）やOKN（optokinetic nystagmus）のチェックが可能になった．図4-9の下欄はENG所見であるが，「眼振」は内耳性めまいでも中枢性めまいでも出るが，ETTやOKNで異常がみられるのは「まれ」なものであり，「内耳」ではないと確信させる所見なのである．改めて図にしてみれば半数近くが「アラームサイン」だったことになる．

- 以下に例示するのは，これら15症例のうちの実際のENGの記録であり，紹介状を書くに至った根拠である．図4-10（症例1）は，ETTでカーブ（sign curve）を示すべき原波形において粗大なsaccadic curveを示し，OKNでは「左向きhyper」である．なおかつ，左向きの眼振まで出ている．さらに，書字

検査では閉眼で micrographia（小書化）と ataxia（失調文字）が示されている．もうここまでくれば耳鼻科の守備範囲を超えている．

- 次に，図 4-11 に示すのは，失調性歩行と震えの強い人で，これはパーキンソン病およびうつであった．粗大な saccadic の小脳型に分類される ETT であったが，OKP は normal で discrepancy（不一致）がある．ただし，眼振の図でみるように，このように短時間での方向変換性眼振は，やはり中枢性と考えられる．
- 図 4-12 の症例 7 は，小脳性失調の強い患者で，ETT も粗大な saccadic wave で「小脳型」であり，OKP も "poor" といわれる「櫛の歯型」である．注目いただきたいのは，二点交互注視の saccade action で "dysmetria"（尺寸見当異常）があり，側方注視で "gaze nystagmus"（注視眼振）もあり，はっきり中枢性の所見なのである．

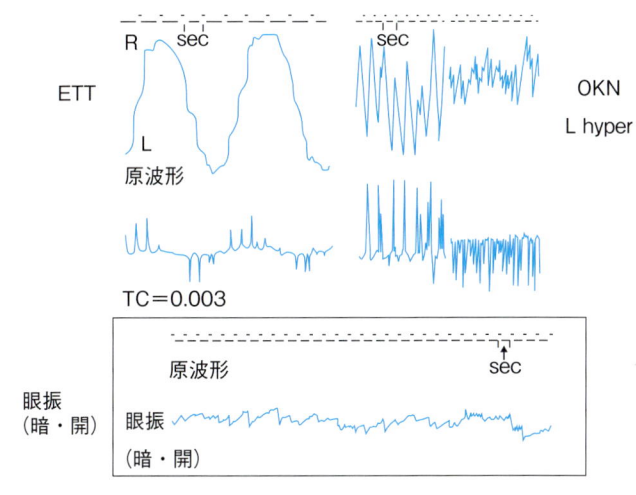

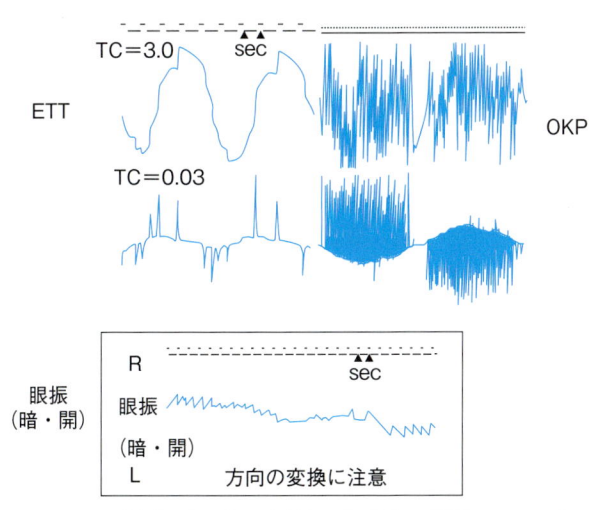

図 4-10 症例 1（76 歳，男性）：左小脳失調＋OD→P 症候群

図 4-11 症例 4（74 歳，女性）：左小脳＋脳幹→P.D＋うつ

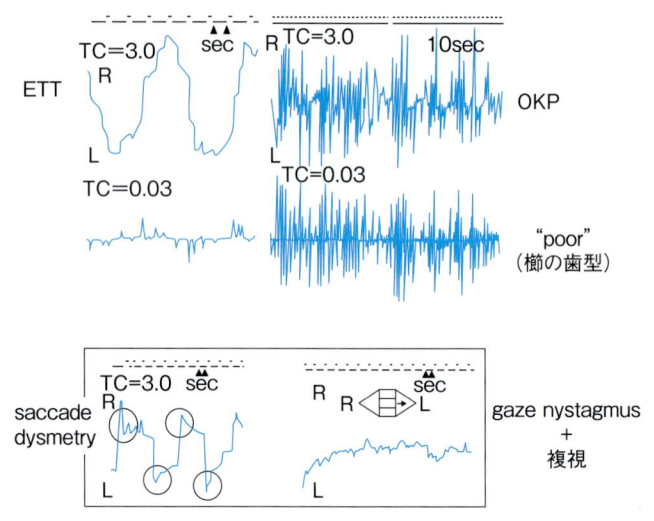

図4-12 症例7（62歳，男性）：脳幹・小脳→OPCA

考察

- 神経内科的診断を要しためまい患者のうち，内耳性（メニエール病，その他）の回転性めまい（V）は少なく（27％），非回転性めまい（D = dizziness）が87％であり，これらの中に，中枢性のものが潜んでいた．
- また，1年間の572例（めまいの検査を受けた患者）の中に15例（2.6％），神経内科的な診断を要したものが存在した．
- この2.6％（約3％）が多いか少ないかというと，「されど，100人のうち3人はこれらの疾患が含まれており，注意が必要である！」ということではないだろうか．
- さて，本項で，パーキンソン群とまとめた症例は，①中脳の黒質（substantia nigra）の変性による「パーキンソン病」（Parkinson disease：P.D），②症候性パーキンソニズム（パーキンソン症候群），③薬剤性P.Dに分かれると理解しているが，これらの詳細は表4-8にわかりやすく示されている．
- この表4-8のように，P.Dの周辺疾患としての「パーキンソン症候群」の中には，まさに「脳全体」の起こり得る事象をパノラマ的に想定，推論し，検証していく，まことに複雑きわまりない診断プロセスを要するものが多いのではなかろうか．その中でも「薬剤性P.D」などには，注意深い使用モニターが必要である．特に，高齢者に対してスルピリド製剤（ドグマチール®）を漫然と長期投与して「震え」を生じさせない注意が必要である．本章の別項（155頁）も参照のこと．
- いずれにせよ，一口に「めまい」といって来院しても，調べてみれば2.6％も「神経内科的な患者」がいたわけであり，神経耳科医として，心して，1つひとつの症例に向かい合わなければならない．

表 4-8 症候性パーキンソニズムの原因

a. 症候性パーキンソニズムの原因
　血管障害性パーキンソニズム
　Binswanger 型白質脳症
　Lacunar state
　薬物性（bを参照）
　脳炎後パーキンソニズム
　マンガン中毒
　脳腫瘍の一部（大きな前頭葉腫瘍）
　正常圧水頭症の一部
　Wilson 病の一部

　パーキンソン病以外の変性疾患
　　・線条体黒質変性症
　　・進行性核上麻痺
　　・Shy-Drager 症候群
　　・固縮型 Huntington 病
　　・オリーブ橋小脳萎縮症の一部

b. パーキンソニズムを起こす薬物
　フェイサイジン系薬物
　ブチロフェノン系薬物
　ベンザマイド誘導体の一部
　　・tiapride（グラマリール）
　　・sulpiride（ドグマチール，アビリット）
　　・clebopride（アミコス，クラスト）
　　・metoclopromide（プリンペラン，テルペラン，プロメチン）
　カルシウム拮抗薬　・flunarizine（フルナール）

〔篠原幸人，水野美邦（編）：脳神経疾患のみかた ABC. 日本医師会雑誌（臨増）110 (5)：273, 1993より引用・改変〕

3 精神症状・自律神経失調症を有するめまい

☞出典
本項は「二木隆：Psychosomatic な愁訴を有するめまい患者の特徴．江戸川医学会誌 21：35-38，2004」を手直しして再録したものである．

要点

- 当院ではめまいを主訴として来院する患者には，初診スクリーニングのあと，ENG（眼振計）を用いた精密平衡機能検査やシェロンテストを行っている．
- その際の詳しい問診をみると，その中に心療内科や精神神経科を受診していたり，不眠，拒食症，パニック障害，閉所恐怖症など，psychosomatic な訴えを有する一群の存在が明らかになってきた．これらの特徴を分析して述べる．

対象

- 2003 年 7 〜 10 月までの 4 か月間にめまいを主訴して当院を訪れ，ENG 検査を中心とした精密平衡機能検査を受けた母集団 236 名（男 60 名，女 176 名＝ 1：3）を対象に心療内科，精神神経科，神経内科を受診した既往があったり，通院中であったり，あるいはそれらの科の診断を受けたりしたことのある患者を抽出した．

結果

- 表 4-9，10 にまとめたように，該当患者は 16 名で，母集団の 7 ％に相当する．
- 年齢は 21 〜 57 歳（平均 37.4 歳）までで，男女比は 1：15 でほとんど女性である．本群と母集団の年齢別，性別分布を図 4-13，14 に示す．母集団のピークは 60 歳代の女性であるが，本群では 20 歳代，30 歳代の女性が最多である．
- 症状の詳細は図 4-15 にまとめて示した．
- 一般的にいって，めまいは「回転性めまい」と「非回転性めまい」に大別されるが，大学であれ病院であれ診療所であれ，概ねその比率は一定であり 60 ％対 40 ％が普通である．
- 本群はそれぞれ陽性率 38 ％対 100 ％と非回転性めまいが圧倒的に多数を占めたのが特徴的である．これは，後述する「診断」のところで OD（orthostatic dysregulation：起立性調節障害）がきわめて高率にみられたことと関連してくる．
- 蝸牛症状や嘔気の割合は，さほど突出したものではないが，「その他の症状」については，いずれも高率であり，特に頭痛の多さは特徴的といえよう．

表 4-9　症例

症例	年齢(歳)	性別	耳鼻科的症状				その他の症状		
			回転性めまい	非回転性めまい	蝸牛症状	嘔気	ストレス	頭痛	不眠
1	37	女	+	+	−	−	++	+	+
2	31	女	−	+	−	+	+	−	+
3	57	女	+	+	−	−	+	−	−
4	53	女	−	+	−	+	−	−	+
5	21	女	−	+	+	−	−	+	+
6	26	女	−	+	−	+	−	+	++
7	56	女	+	+	+	+	−	+	+
8	30	女	−	+	+	−	+	+	+
9	28	女	−	+	−	−	++	+	+
10	30	女	+	+	−	−	+	+	−
11	29	女	−	+	−	−	+	+	+
12	32	女	−	+	−	−	−	++	−
13	57	男	−	+	+	+	−	+	+
14	22	女	−	+	+	+	+	+	+
15	48	女	+	+	−	−	+	+	−
16	42	女	+	+	+	+	+	+	+
	37.4	15：1	+38%	+100%	+38%	+44%	+69%	+81%	+56%

表 4-10　診断と合併症など

症例	当院診断		他科受診または診断	ダイエット	合併症
	内耳性，ほか	OD			
1		OD	心療内科	−	
2		OD	心療内科	++	拒食症
3		OD	心療内科	−	心肥大
4		OD	過換気症候群	−	円形脱毛症
5	内耳性	OD	耳鳴で不眠	−	
6		OD	心療内科	−	大腸過敏症
7	頭位性	OD	心療内科	−	喘息
8	メニエール病	OD	心療内科	−	喘息
9	内耳性	OD	メンタルクリニック	−	不整脈
10	内耳性		心療内科	−	
11	内耳性	OD	過換気症候群	−	卵巣腫瘍
12	内耳性		神経内科	−	低血圧
13	内耳性		心療内科	−	不整脈
14	内耳性	OD	パニック症候群	−	脊柱側彎症
15	内耳性	OD	不安神経症	−	過換気症候群
16	メニエール病	OD	不安神経症	−	
	69%	88%			69%

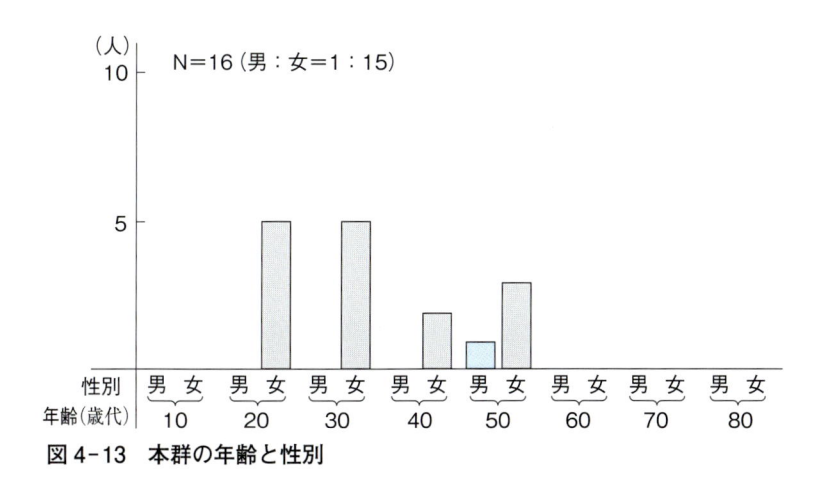

図 4-13　本群の年齢と性別

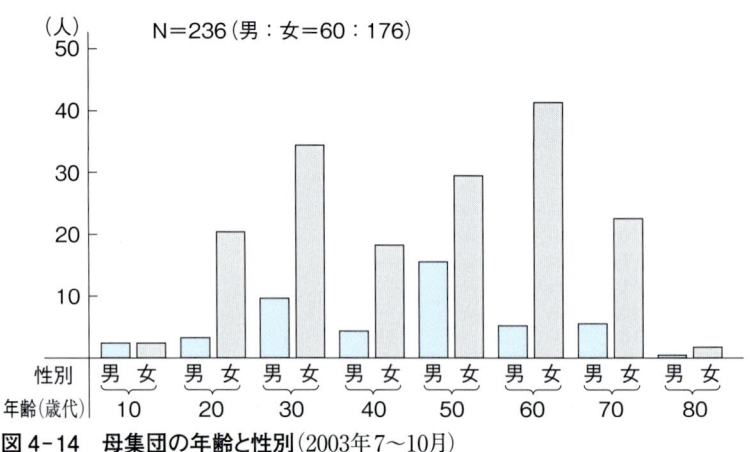

図 4-14　母集団の年齢と性別(2003年7～10月)

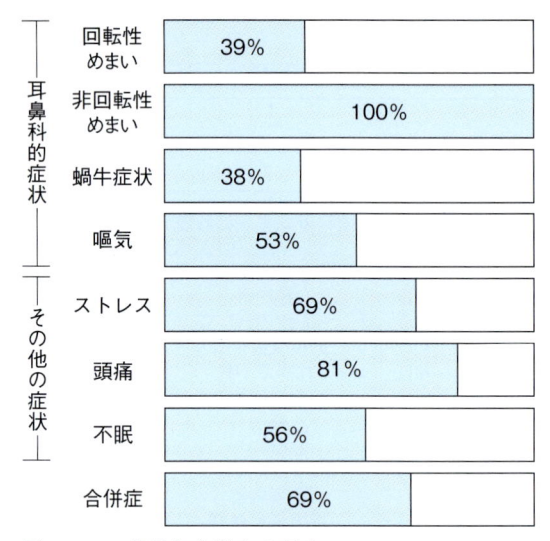

図 4-15　症状と合併症の割合

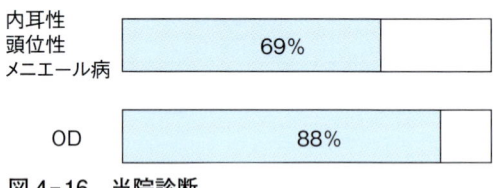

図 4-16　当院診断

- めまいクリニックでの「診断」のカテゴリーを2つに分けて比較してみると，図4-16のようになり，ODの突出した多さは特徴的である．
- 母集団からのカウントアウトはしていないので，具体的対比はできないが，「合併症」69％は，やはりかなり高率だといえよう(図4-15，表4-10)．
- 「ダイエット」の項目立てを表4-10にしてあるのは，かなり高率に出るのではないかと予想したからであるが，実際カルテから拾ってみると1例(症例2)だけであった．

考察

- 2003年7〜10月までの4か月間だけであるが，母集団236名というのは十分な数だといえよう．この間に本群は16例，すなわち7％存在した．よく引き合いに出される聴神経腫瘍は，この間皆無であった．
- この7％という数字を多いとみるか少ないとみるかは，意見の分かれるところであろうが，ただ言えることは，決して無視し得る割合ではないということである．
- 大袈裟に言えば「psychosomaticな愁訴をもった，特に若い女性患者が，あちこちの病院をさまよった挙句，『めまいクリニック』に漂着したが，その数は何と7％に達していた」とでもいったらよいだろうか．
- 「内耳か中枢か」といった二元論的な診断アプローチだと，これらの一群はこぼれ落ちてしまうし，めまいの複雑性から鑑みて，その背景にまでサーチの光を当てないと本群は捕捉できないであろう．
- 特徴的なことを述べるならば，40歳代女性の更年期症状や50〜60歳代男性の初老期うつ病といった予想されるpopulationはほとんどみられず，女性に集中し，それも20歳代，30歳代にピークを有することである．既婚，未婚のチェックをしていないのは残念なことであるが，おそらく近年の晩婚化，少子化を考えると独身の女性が多いだろうと推定される．
- それにしても思われるのは，こういった不定愁訴を抱えた彼女らは，こまめにあちこちの診療科を訪ねまわっているという印象である．夫や子供に縛られた女性は，自由をなくし生活に追われがまんしているのであろうかと考えるのは読みすぎであろうか．
- 結果のところで述べたように，回転性めまいと非回転性めまいの比率は60％対40％が普通である．時期をずらして2つを訴えた人もカウントしたので，同一比はできないが，それにしても回転性めまい38％に対して，非回転性めまいが100％というのは，注目に値する．
- 「めまい」という症状だけに限ると，例えばメニエール病のように，激しい回転性めまい発作が寛解していく過程での非回転性めまいへの移行といったプロセスのものではなく，不定愁訴の一分症としての「非回転性めまい」であると解釈すべきものであろう．実際，「内耳から」との診断も併せもった症例は69％であったが，その中で明白に回転性めまいを訴えた症例は4例（25％）と少ないのである．
- 当院ではめまい患者の全例に対し，シェロンテストを行っている．このテストは交感神経の過緊張状態を血圧でチェックするものであるが，かなり高率に検出され（表4-11の1996年のデータでは内耳性めまいなどの合併症も含めて333例中80例：約24％），めまいの素因推定の重要な手がかりとなるものなのである．すなわち，患者に説明の際に「あなたは自律神経失調症によるめまい，ふらつきですよ」と言うわけである．
- 結論づけていえば，不定愁訴でさまよう彼女らの病態は，「自律神経失調症」であり，一皮むくと，仮面うつ病がその奥にあるともいえよう．また，図

4-15にみるように「その他の症状(＝不定愁訴)」もかなり多く，発症の因果関係の輪の中に深くかかわってきていることが推定できよう．
・以上の要点を表4-12にまとめてみた．

表4-11　1996年1年間のENG検査をしためまい患者総数（333名）

	女	男	合計
内耳性めまい	89	38	127
内耳性めまい，自律神経失調症	38	14	52
メニエール病	29	14	43
頭位性めまい	16	12	28
中枢性めまい	9	4	13
自律神経失調症	10	1	11
頭位性めまい，自律神経失調症	6	4	10
続発性迷路炎	3	4	7
メニエール病，自律神経失調症	7	0	7
その他	22	13	35

表4-12　精神症状を有するめまい患者の特徴のまとめ

1. 母集団の7％に存在すること
2. ほとんど女性であること(15：1)
3. 20歳代，30歳代が多いこと
4. 非回転性のめまいが100％であること
5. 内耳からのめまい69％に対し，自律神経失調症は88％もの高率に達すること
6. ストレス(69％)，頭痛(81％)，不眠(56％)と不定愁訴が多いこと
7. 合併症(69％)も多いこと
8. 病態の複合性を説得する必要あり

4 中枢性めまい：①診断名変更のめまい難診断例

要点

- 本症例は，おそらく大学病院においては，受診した時期に対応して2つの病名を与えられ，統計上の一群にそれぞれ属していたであろうと思われる．すなわち1994年であれば「左内耳性めまい」，あるいは「末梢前庭障害」であり，1995年であれば「脊髄小脳変性症」となっていたであろう．
- ところが，第1線の医療機関においては，患者は治療を求めて通院して来るので，同時に病態の変化に応じた「経過観察」が可能となる．したがって，当初は診断に若干の迷いがあった症例も，そのうちに本体がみえてくることもある．
- 本症例は危険でないめまいが危険なめまいに変わることがあった貴重な1症例であるが，一方でそれを可能にするためには病診連携が不可欠であることを示す1症例であることも付言しておきたい．

☞出典

本項は「二木隆：診断名変更のめまい難診断例．江戸川医学会誌 13：63-66, 1996」を手直しして再録したものである．

症例

- 表4-13, 14のように患者は59歳，男性で1994年7月に初診している．職業は，不動産会社の営業マンである．
- 初診時より4年前に回転性めまいと嘔吐をきたしてA大学病院を受診し，はじめに脳神経外科へ入院，後に異常なしとして，同大学耳鼻咽喉科へ転科となった．メニエール病ではないが内耳性のものであろうということで退院となって時々投薬を受けていたが，最近ふらつきが増強したので精査してほしいと希望して当院を受診した．もちろん，耳鳴，難聴といった蝸牛症状はなく，オージオグラムでも正常範囲内であった．

表4-13　症例

患者：59歳，男性
初診：1994年7月下旬
主訴：ふらつき
　　　4年前，回転性めまい＋嘔吐
　　　A大学病院（脳神経外科→耳鼻咽喉科）
　　　以後時々ふらつき（＋）だったが，最近増強し，来院
　　　蝸牛症状（－）

表 4-14　症例の経過

初診の2日後：ENG検査
　→左内耳性めまい　＋OD
MRI：異常なし（8月）
以後，月に1〜2回の加療投薬続行
1995年5月　　ふらつき増強，歩行不安定，構音障害出現
　　　　6月　　ENG検査
　　　　6月　　MRIにて脊髄小脳変性症
　　　　9月　　B大学病院神経内科入院
　　　　　　　（翌年死去）

- さっそく検査をしてみたが，X線写真にて内耳道の拡大はなく，ENG検査においてもETT（図4-17）はやや不整であるが，これをもってして中枢障害と判断するにはボーダーライン止まりの所見であり，図4-18のようにOKPは解発良好であった．

図 4-17　視標追跡検査（ETT）（1994年7月）
スムーズさはボーダーライン的である．

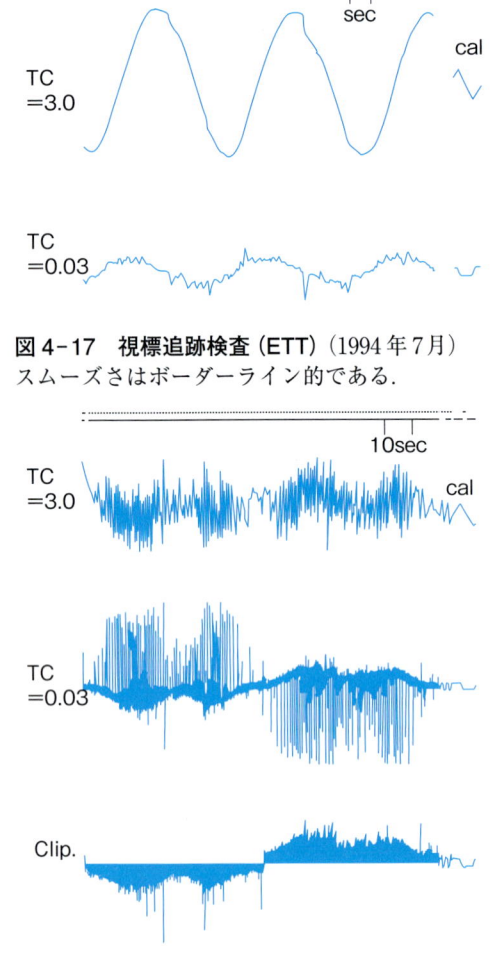

図 4-18　視運動性眼振検査（OKP）（1994年7月）
良好に解発されている．

- さらに頭位眼振検査(図4-19)において3つの頭位で，右向きの眼振があり，患側は左の「内耳性めまい」と診断した．さらにシェロンテストで陽性であり，起立性調節障害(OD)もバックグラウンドにあるものとして，加療を行っていた．
- この間，若干気になったので近隣の循環器脳神経外科病院の院長にMRIのチェックを依頼したが，異常はないとのことであった．

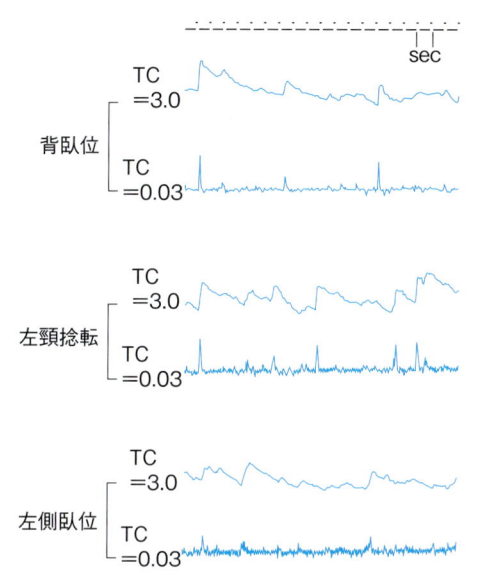

図4-19 頭位眼振検査(1994年7月)
3つの頭位で右向きの眼振があり，患側は左とされた．

- ところが，1995年5月ごろより，ふらつきが増強し，歩行不安定であるという．眼振は来院のたびにチェック(フレンツェル眼鏡で)しており，さほど明白に出なかったが，注意して入室・退室時の歩行を診ると運動失調性歩行(ataxic gait)であり，よく聞くと構音障害もあった(チェック法は第1章，14頁のチェック②を参照)．
- 早速ENG検査を行うと，図4-20にみられるようにETTはsaccadicであり，

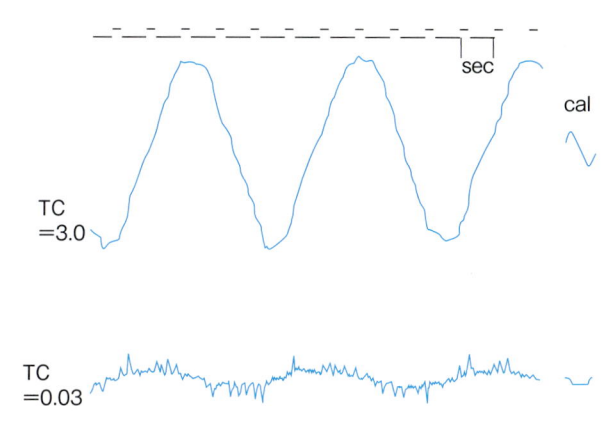

図4-20 視標追跡検査(ETT)(1995年6月)
明らかにsaccadicで脳幹障害型である．

明らかに脳幹障害型を示しており，またOKP（図4-21）もpoorで「櫛の歯状」の所見を示し，これは後頭蓋窩の障害であると推定された．

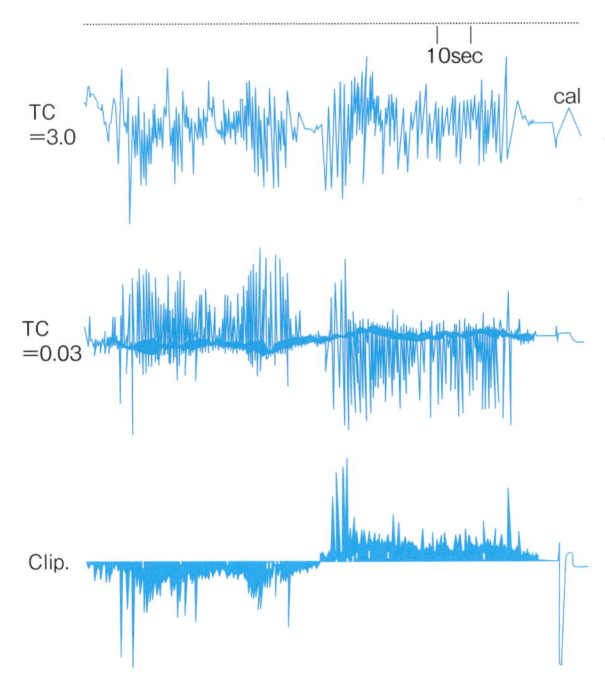

図4-21　視運動性眼振検査（OKP）（1995年6月）
解発はpoorで「櫛の歯状」である．

- 再度，同じ近隣病院にお願いしてMRIのチェックを依頼したところ，図4-22, 23のようにolivo-ponto-cerebellar degeneration（脊髄小脳変性症）との診断であった．その後，B大学神経内科に9月入院となり，翌年死去となった症例であった．

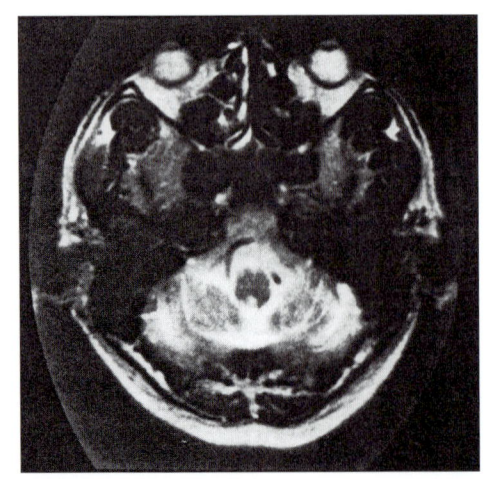

図4-22　MRI①（1995年）
脳幹，小脳に明白な萎縮がみられる．

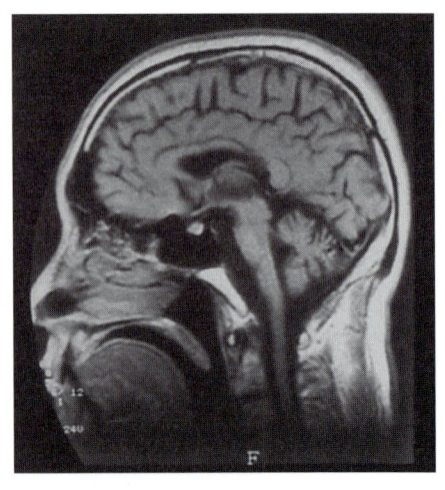

図4-23　MRI②（1995年）
側面像では萎縮はさらにはっきりし，髄液腔の拡大がみられる．

考察

- 本症例においては，4年前のA大学の脳神経外科で異常はなく，1994年のENG検査でもETTはボーダーラインであったもののOKPは正常であり，なおかつ同年のMRIも正常であるという点から，初診時の見落としという疑いは当たらないものと考えられる．
- また，実際に歩行失調や構音障害は1995年5月に出現して確認されたものであり，検査所見や画像もそれを裏づけてolivo-ponto-cerebellar degenerationとしての本体が明らかになった症例と断定してよい．
- それでは，1994年のENG検査に基づいた「左内耳性めまい」(＋OD)は，いかなる状態であったものと解釈すればよいのであろうか．明白な右向きの頭位眼振からその診断名を導き出したのであるが，障害は内耳の有毛細胞ではなく，すでに前庭核そのものの変性が始まって頭位眼振を生じさせていたと推定したほうがよさそうである．
- さらにETTがボーダーラインであったことは，画像にあらわれる前にこのENG所見は脳幹での変性の始まりを指し示していたものと逆算できるのである．すなわち，病態生理学的検査法としてのENG検査はかなり感度の良い物であるといえるのではないだろうか．
- 一般的にENG検査のETTやOKPで「疑わしい」ときも，それのみにて「中枢性」と断定するには，耳鼻科医単独では，また1回の所見だけではいきおい慎重にならざるを得ないものである．しかし，本症例のようにENG検査の感度の良さを信じさせる場合には，患者をトータルに診る経過観察と画像診断などの病診連携が不可欠なものと考えられるのである．

5 中枢性めまい：②後迷路性めまい

☞出典
本項は「二木隆：後迷路性めまい症例のいくつか．江戸川医学会誌 15：55-60，1998」を手直しして再録したものである．

要点

- 迷路性，すなわち内耳性のめまい症例は，メニエール病，突発性難聴，良性発作性頭位めまい症，続発性迷路炎，あるいはこれらのいずれにも属さないが中枢性のものではないと考える「内耳性めまい」など，当院を訪れるめまい患者のほとんどを占めるものである．
- しかし，これに安じんて漫然と「内耳性めまい」と断じていると，とんでもない間違いをおかすことになる．約10％前後は内耳（＝迷路）より中枢側すなわち「後迷路性」のめまい患者が含まれるからである．本項では2例のこういった症例の代表例を提示する．

症例1

- 表4-15に示すような症例であるが，初発症例は耳鳴である．種明かしをするようであるが，聴神経腫瘍の95％は耳鳴から始まる．聴力検査で中〜高音域でのこぎり波形のオージオグラムが示されると「怪しい」のである．1996年三次元CT導入前の当院の内耳道断層では撮影があまりよくないが，左に比較して右のほうが若干拡大傾向にあるが，明白な骨欠損（erosion）はみられない（図4-24）．
- 平衡機能検査（ENGによる）においても，視標追跡検査（ETT：eye tracking test）正常，視運動性眼振検査（OKP：optokinetic pattern test）も全く正常．ただ閉眼での頭位眼振が左向きにみられ（図4-25），これが「バランスをとりにくい」という訴えの裏づけとなる唯一の所見であった．

表4-15 症例1の症状のまとめ

患者：37歳，男性
初診：1996年9月初旬
主訴：右耳鳴，難聴，何となくバランスが取りにくい
現症：1年位前から右耳鳴（＋），半年前からわずかな難聴を自覚した 　　　会社の健診でその頃軽度難聴を指摘された 　　　最近ゴルフなどで若干バランスがよくないという 　　　頭痛（－），複視（－），肩こり（＋），乗物酔い（－）
既往歴：急性肝炎（20歳），10年前追突事故
聴力：1,000，4,000，8,000Hzで若干の低下
内耳道断層：拡大（＋）

- 早速，近隣の循環器脳神経外科病院の院長に依頼してMRIを診てもらったところ，図4-26にみるような右内耳道内の"ear tumor"，すなわち内耳道内聴神経腫瘍がみつかった．その後，紹介先の横浜の病院でガンマナイフによる非観血的治療を受けた．その後は難聴や顔面神経麻痺もきたさなかった．

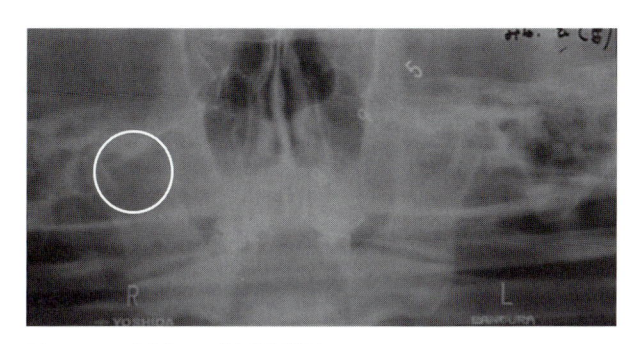

図4-24　症例1の内耳道断層
丸印に若干の拡大傾向．

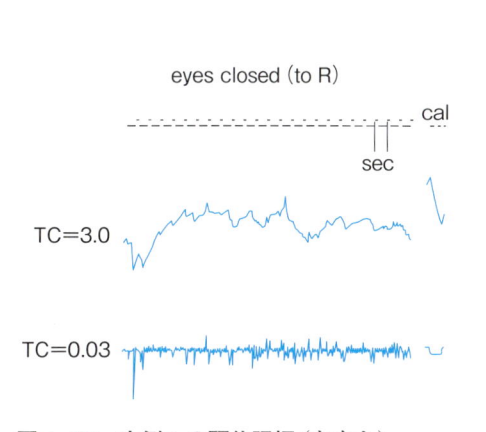

図4-25　症例1の頭位眼振（左向き）

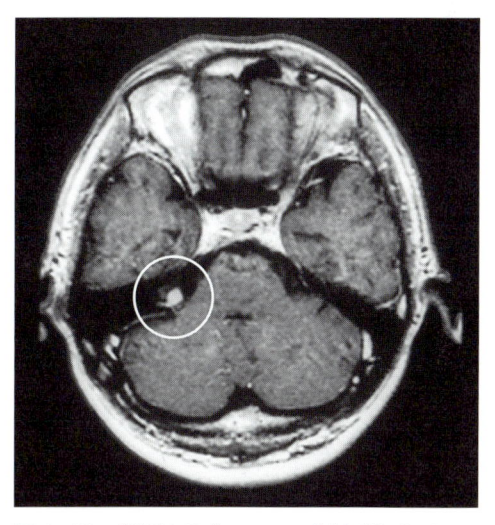

図4-26　症例1の"ear tumor"（丸印）のMRI

症例2

- 25歳の若い女性にしては，ataxicな（運動失調性の）印象が強い患者で「縦に回るめまい」という運動失調症の両側性（内耳として），または小脳性障害を思わせる主訴であった．
- さらに加えて，「歩行時一点しか見られない」というストマイ中毒患者のJumbling現象のような訴えもあった（表4-16）．
- ENG検査は，まずETTで小脳型の粗大なsaccadicな波形が得られた（図4-27）．そしてOKPにおいても同じく「櫛の歯状」の小脳型のpoorなパターンであった（図4-28）．さらに加えて頭位眼振では「方向変換性」のテント上の障害をも疑わせる所見が得られた（図4-29）．そして書字検査をしてみると25歳の若さにしては明らかなataxicな結果が得られた．

- 早速，紹介先の脳外科病院に「本患者は入院精査の要あり」と連絡して精査を受けさせたところ，「有機溶剤中毒」との報告であった．当院でのENG検査のおり，可能な限りの問診に努めているが，いわゆるハイティーン時代からの「シンナー遊び」までは聞き出せなかった．
- 入院精査の結果，示された画像は「テント上」の大脳全体に及ぶ灰白質の萎縮（図4-30）と後頭蓋窩の脳幹・小脳，特に小脳に強い萎縮が示されていた（図4-31）．

表4-16 症例2の症状のまとめ

患者：25歳，女性
初診：1995年12月初旬
主訴：縦に回るめまいと嘔吐
現症：9月下旬に子供を風呂に入れてめまい
吐気（＋），歩行時に一点しか見られない
複視（－），しびれ（－），頭痛（－），文字書きにくい（＋）
聴力：正常
ENG検査にて後頭蓋窩の障害を思わせる所見
MRI：大脳灰白質の萎縮，後頭蓋窩のびまん性萎縮

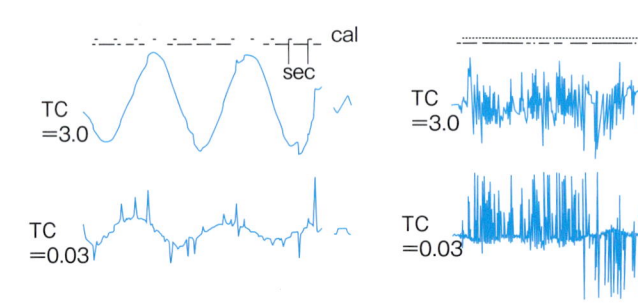

図4-27　症例2のETT：小脳型

図4-28　症例2のOKP：「櫛の歯状」＝小脳型

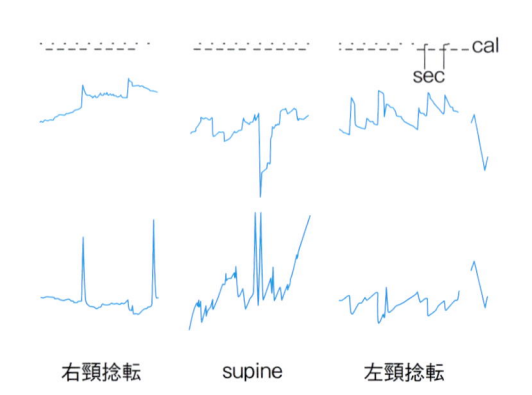

図4-29　症例2の頭位眼振：「方向変換性」（テント上）

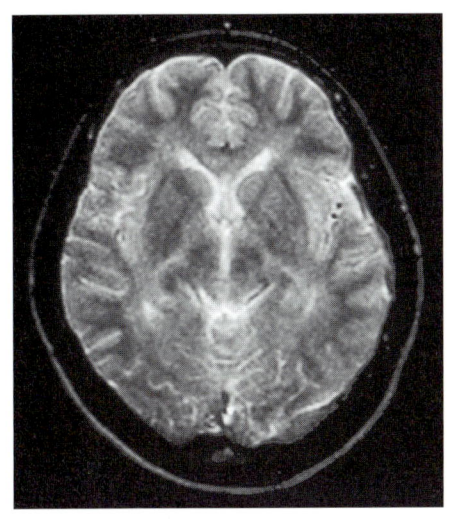

図4-30 症例2のMRI
大脳の灰白質の萎縮がみられる.

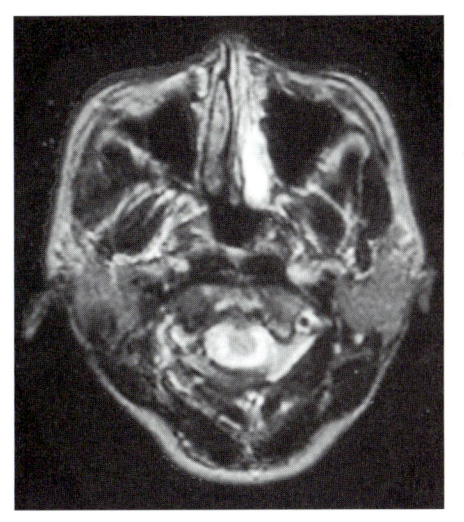

図4-31 症例2のMRI
特に小脳の萎縮がみられる.

考察

- 本項の2症例とも，決して耳鼻咽喉科領域だけでどうにかできるものではない．しかし，当院を訪れるめまい患者の80〜90％は内耳性の原因によるものが多いものの，これらのなかに約10％，この報告で示したような内耳（迷路）から中枢側，「後迷路性」のめまい症例が存在するのも事実である．
- 症例1は幸いにして聴神経腫瘍を"ear tumor"の段階で早期発見でき，結局「頭を開けず」にすんだ症例であった．すなわち，聴神経腫瘍のうちの"ear tumor"の典型的なもので「ガンマナイフ」の最有効例であった．
- 症例2は若年者でありながら多彩な症状と所見を示しており，何らかの変性疾患それも遺伝性かとすら考えられるものであった．しかし，本態は「有機溶剤中毒（シンナー遊び）」の結果によるものであった．これは外来の問診・検査では捉えられず，やはり入院という時間的なスパンの中で判明したものである．

6 頸性めまいと下眼瞼向き垂直性眼振（down beat nystagmus: DBN）

☞出典
本項は「二木隆：頸髄圧痕像を示すめまい患者にみられる下眼瞼向き垂直性眼振（down beat nystagmus：DBN）について．江戸川医学会誌 18：48-51，2001」を手直しして再録したものである．

要点

- 下眼瞼向き垂直性眼振（down beat nystagmus：DBN）については，一般的・教科書的には下記のように記載されることが多く，またそういった症例で実際にみられる場合が多々あるのも事実である．
- すなわち，「第1眼位（正面視）で自発性にDBNが認められる疾患はArnold-Chiari奇形などの大後頭孔付近の病変，脊髄小脳変性症，多発性硬化症，下部脳幹の病変などが多いが，その責任部位は小脳下虫部とする説が有力であるが，橋，延髄の下部脳幹の関与は否定できない」とされている[1,2]．
- 当院では年間500例以上のENG検査をめまい患者に施行しているが，画像の多くは近隣の循環器脳神経外科病院より提示されている．これらの画像は，後頭蓋窩のみならず，頸髄の画像もほとんど一緒に示されるが，これらの中に後頭蓋窩には異常なく頸髄に圧痕像のみ示す症例もあり，しかもそれらのうちのかなりの頻度で，このDBNが記録されることが判明してきたので，本項ではそれらの症例をまとめた．

症例

- およそ1年間のENG検査の記録（500例以上）の中から，明白なDBNを示した症例は，14例（3%弱）であった（表4-17）．

表4-17 下眼瞼向き垂直性眼振の症例

症例	年齢（歳）	性別	画像所見・症状など
1*	52	女	$C_{5/6}$のヘルニア（K整形外科）
2	43	男	neuro-vascular compression (NVC), oscillopsia
3	59	女	頸に狭窄
4	36	女	閉所恐怖症にてMRI（−），CTは異常なし
5	27	女	$C_{4/5}$〜$C_{5/6}$に圧痕
6	69	女	変形性頸椎症（$C_{3\sim7}$）
7	70	女	$C_{5\sim7}$ spinal canal stenosis
8	41	女	頸性頭痛（ミオナール有効），画像は異常なし
9	64	女	spinal canal stenosis（＋）
10	63	男	diffuse narrow canal
11*	74	女	むち打ち，画像なし
12*	72	男	頸椎ヘルニア（右手足のこわばり）
13	64	男	r-PV＋頸性めまい．$C_{5/6}$軽いヘルニア
14	49	女	hyperlordosis，前屈時狭小化

*近隣の循環器脳神経外科病院以外の医療機関由来．

- 表4-17の「頸髄圧痕像のあるDBN症例」（症例3）を提示する．主訴はもちろんめまいであるが，図4-32にみるように明らかな圧痕像を3か所にみる．後頭蓋窩の機能を示すETTやOKPは全く正常であるのに比し，明らかなDBNが観察される（図4-33）．

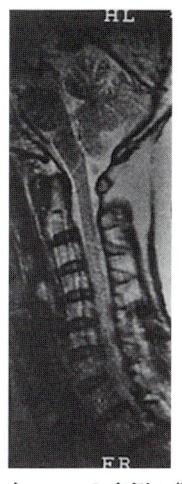

図4-32　表4-17の症例3（頸髄MRI）
59歳，女性．$C_{3/4}$, $C_{4/5}$, $C_{5/6}$に狭窄あり．

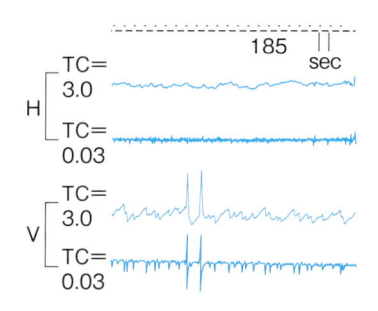

図4-33　表4-17の症例3にみられた下眼瞼向き垂直性眼振
H：水平誘導，V：垂直誘導（以下，同じ）

- 表4-17の症例6（69歳，女性）も主訴はもちろんめまいであり，ETTやOKNといった後頭蓋窩内の病変を示す眼運動系の異常は示されていないが，図4-34にみるようにC_3〜C_7の「変形性頸椎症」という頸髄圧痕像を明白に認める．そして，本症例の眼振図は，図4-35にみるように，かなり大打性のDBNが示される．

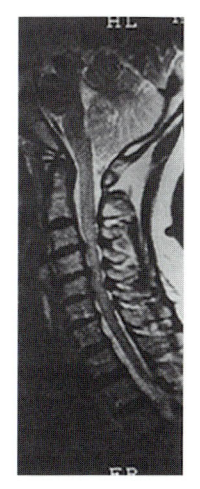

図4-34　表4-17の症例6（頸髄MRI）
69歳，女性．C_3〜C_7の圧痕をみる．

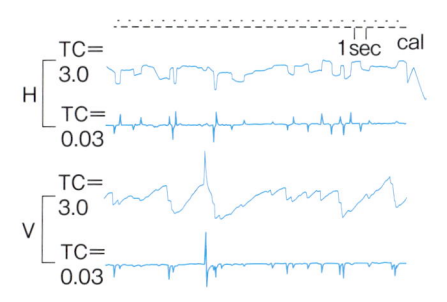

図4-35　表4-17の症例6にみられた下眼瞼向き垂直性眼振
69歳，女性．かなり大打性である．

考察

- はじめの「要点」にも述べたように，一般的に DBN の内訳は表 4-18 のようになる．本項の症例のような頸髄圧痕像の DBN は，表 4-18 の「その他」の 6 例に含まれるのかもしれない．
- しかし，当院のおよそ 1 年間の DBN をピックアップしたところ，13/14 は"extra-cranial"で頸に由来するものであることが判明した．
- そこで神経解剖学書を参照してみると，脊髄上行路の小脳への投写が明白に示されているのである．すなわち，① spino-olivary tract，② anterior spinocerebellar tract，③ posterior spinocerebellar tract といった上行路が，脊髄の外側の 2/3 を確固として占めているのである（図 4-36）．
- まとめを表 4-19 に示す．

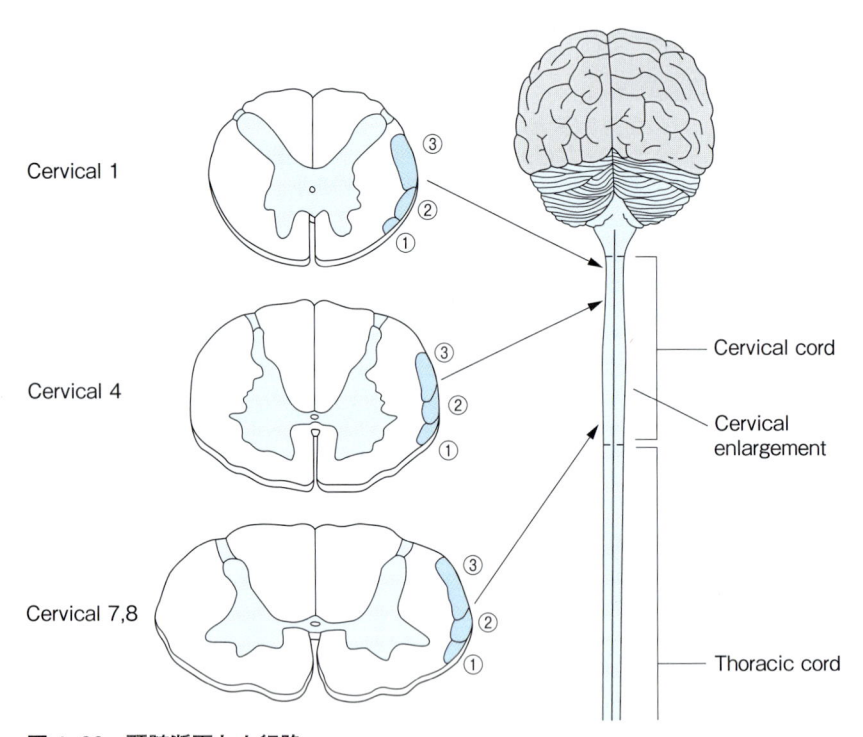

図 4-36 頸髄断面と上行路
① spino-olivary tract，② anterior spinocerebellar tract，③ posterior spinocerebellar tract.
(Kandel ER, Schwartz JH, Jessell T : Principles of Neural Science. 4th ed. p339, McGraw-Hill, 2000 を一部改変)

表 4-18　下眼瞼向き垂直性眼振 53 例の内訳

下眼瞼向き垂直性眼振	
Arnold-Chiari奇形	31 例
脊髄小脳変性症	11 例
小脳虫部の動静脈奇形	2 例
橋血管障害	2 例
抗てんかん薬の慢性中毒	1 例
その他	6 例
計	53 例

(文献 2 より引用)

表 4-19　まとめ

1. １年間のDBNをまとめると13/14は頸髄圧痕像などを示す，頭蓋外の「頸性」のものであった
2. しかもETT，OKPなどで，後頭蓋窩の機能障害を示す所見はみられなかった
3. この所見（DBN）は脊髄小脳上行路の関与が最も考えやすいものと推定される

文献

1) 水野正浩，室伏利休：神経疾患におけるENGアトラス．医歯薬出版，1994
2) 小松崎篤：自発性下眼瞼向き垂直性眼振の臨床的考察．神経内科 10：125-136，1979

7 梅毒とめまい

☞出典
本項は「二木隆：梅毒性内耳炎あるいは梅毒性内リンパ腫について．江戸川医学会誌 19：45-51，2002」を手直しして再録したものである．

要点

- 筆者は 1976 年（昭和 51 年），それまでの 5 年間に京都大学医学部附属病院で診た「梅毒性内リンパ水腫」症例 16 名のまとめを発表した[1]．その結果は，40 歳代にピークを有し，両側罹患は 68％に上った．1976 年に年齢 40 歳代の人は現在 75 〜 85 歳になっており，今もってこれらの人はこの病気を引きずっている．
- 先天性，後天性を問わず TPHA 反応陽性をもって梅毒としているが，現在これらに基づいて本疾患としている患者に対しては，ペニシリンを中心とした駆梅療法に加えて急激な難聴の進行を防ぎつつ両側性メニエール病と同じ対処が必要となり，医師も患者も忍耐強さが要求される（85 頁の column ⑫参照）．

症例

- 表 4-20 にまとめたのは，2002 年に筆者が診療していた「梅毒性内耳炎あるいは梅毒性内リンパ水腫」である（以後，「本症」とする．表 4-20 では「梅・内」）．
- いずれもめまいのみならず両側の難聴を有しており，TPHA（＋）をブラインドに伏せてしまうと，両側性メニエール病と区別がつきにくくなってしまう．逆にいえば，両側性メニエール病を疑う症例には梅毒反応のチェックが不可欠ともいえそうである．

表 4-20　TPHA（＋）のめまい患者

症例	年齢（歳）	性別	初診（年）	病名	聴力(dB) 高	聴力(dB) 低	脱水テスト G	脱水テスト F	治療
1	66	女	1990以前	梅・内	70	64	＋	＋	PC
2	65	男	1990以前	梅・内	88	49	＋	＋	PC
3	69	男	1990以前	梅・内	67	51			PC→Vit
4	64	男	1990以前	梅・内	61	57	＋	＋	PC→Vit
5	59	女	1990以前	梅・内	76	62	＋	＋	St→Vit
6	65	女	1990	梅・内	71	69	＋	＋	OP→PC→Vit
7	71	女	1999	左内耳性めまい	54	26			Vit＋myo
8	69	女	2001	左突発性難聴	49	28			St→Vit
9	66	男	1991，2001	左メニエール病	40	11	＋	＋	Vit
10	64	女	2001	梅・内	50	48	＋		St→Vit
A̅	68.5	男：女 4：6			62.6	46.5			

G：グリセロールテスト，F：フロセミドテスト，PC：ペニシリン，Vit：ビタミン剤＋抗めまい薬，St：ステロイド療法，OP：内リンパ嚢開放術，myo：ミオナール®投与．

- 高度難聴側（高）とその対側（低）を図にまとめて（6分法平均）その平均値をみると，前者は62.6，後者は46.5であった（図4-37）．
- 夫婦感染：症例8と症例9によって，夫婦感染（domestic transmission：DT）の実際を示す．
- まず，妻のほうが2001年1月に，他院で左の突発性難聴といわれた（2000年2月）といって来院した．右耳のほうの聴力も比較的良かったので，「突発性難聴」であろうとして投薬した．ところが4月になって，めまいと右聴力低下（図4-38の矢印）を訴えて再び来院した．これは突発性難聴ではなく，両側性メニエール病に発展する可能性も否定できないと考えたが，「念のため」にTPHA検査を試み採血をした．
- 結果はまさにTPHA（＋）で，「本症」であった．ペニシリン療法はあとにするとして，とにかくステロイドとビタミン剤＋抗めまい薬の内服にした．
- そこで，本人を説得をして，夫にも来院してもらうことにした．あらわれた夫は以前当院にてめまいの治療を行った患者であった．その後はめまい発作

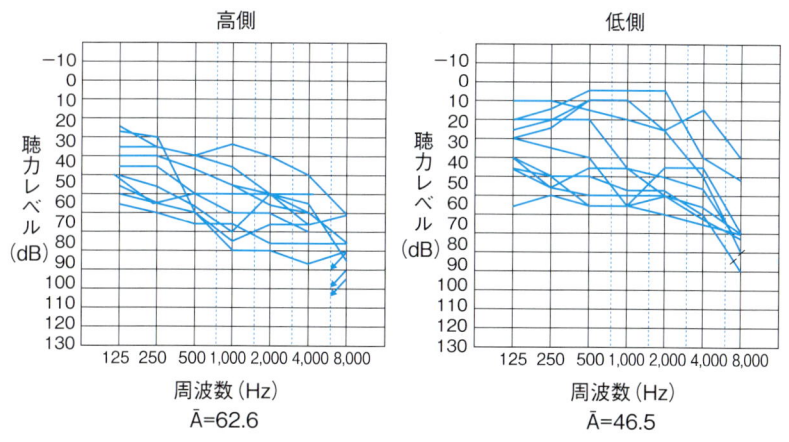

図4-37　聴力の重ね図

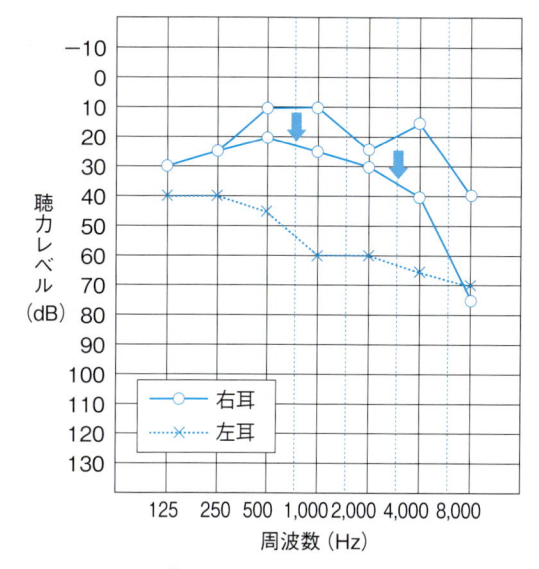

症例8：69歳，女性
2001年1月　初診
2000年2月　他院にて左突発性難聴と診断
2001年4月　めまいと右聴力低下で再び来院（図矢印），TPHA（＋），夫を呼び出し検査

図4-38　夫婦感染（DT）：その1

7．梅毒とめまい

もなく，左の難聴も進行せず，普通の生活であったという．1991年には図4-39のように，左のメニエール病として一応の完結はみているわけである．
- 2001年になって妻の受診から本症を疑うことになったのである．妻にはHutchinson's trias はみられず，後天性と考えれば疑わしきは夫である．妻を説得し，夫を呼び出して検査した結果はまさにTPHA（＋）で本症であり，問診によって，20歳代に梅毒に感染し，治療歴ありとのことであった．
- 症例6のように手術により回復した例もある．
- 「私は，めまいと耳鳴がするだけで，精神病ではない」という彼女の訴えは，「幻聴であり脳梅」という古参の精神科医により，しりぞけられていたが，「私はメニエール病で，先生に手術してもらって元気になったけど，知り合いの旅館の女将さんが，どうやら俺と同じ病気らしい．診てやってくれ」と，彼

症例9：66歳，男性
1991年　左耳鳴，難聴，めまいで受診
　　　　グリセロールテスト（＋），
　　　　フロセミドテスト（＋）
　　　　左メニエール病として加療，中断
　　　　妻の陽性で，TPHA（＋）
　　　　（20歳代，治療歴あり）

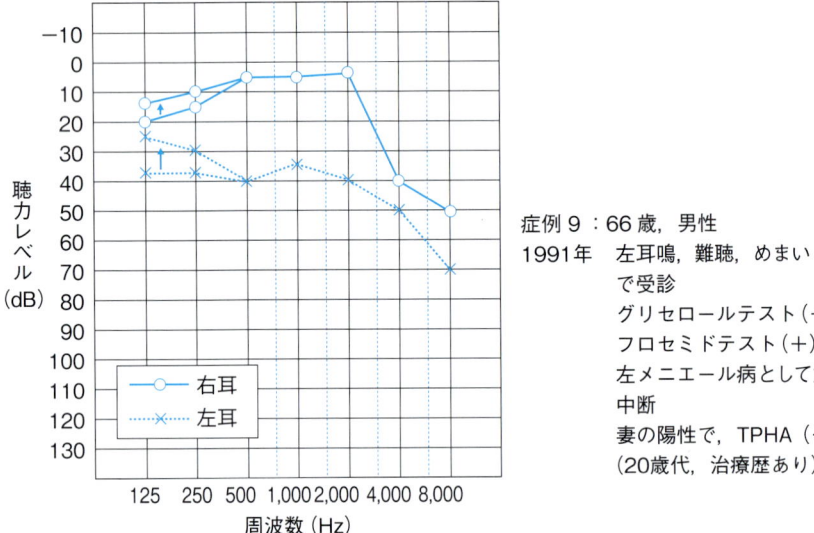

図4-39　夫婦感染（DT）：その2

症例6：65歳，女性
既往歴：めまい発作を繰り返し，精神病院に収容される．同郷の知人に伴われ来院
現症：精神反応正常
　　　鼓膜：正
　　　グリセロールテスト（＋）
　　　フロセミドテスト（＋）
　　　TPHA（＋）
治療：1990年内リンパ嚢開放術（右）
投薬：バラシリン®，アゼプチン®

図4-40　手術症例：術前と現在の聴力（矢印の先が術後）

と一緒に上京して来た．当院の診断の結果は図 4-40 の現症にみるように，精神障害ではなく本症であり，責任耳は当面，右耳であると判明した．
- そこで内リンパ嚢開放術（北原 - 二木の内リンパ嚢外壁翻転術）を右耳に施術し，以来，めまい発作から開放され女将として復帰した．術後の聴力と術前を比較してみると，術側は 20dB の改善をみている．

考察

- 梅毒である限り，内耳病変は一分症にすぎず，全身にその病状は及ぶ．性器とその周辺の病変は，今日一応コントロールされる状況であるが，その及ぼす先天性，後天性の変性梅毒はかなり出現する．
- 症例 1，3，6 は，実質性角膜炎を示していた（30％）．目に「ホシ」があったり，「翼状片といわれました」などというめまい患者に TPHA 検査は不可欠である．「子供のころ，枝が目に刺さって」とか，いろいろのストーリーを語る．
- 治療に関して述べるならば，結論を先にいうと，本症の患者は，不治として放置すれば，必ず「聾」に近い高度難聴者として辛い人生を強いられるであろうということである．
- 症例 6 のように「手術」という最終手段でうまくいく例は，そうあるものではない．本症は普通のメニエール病よりはハンディキャップを負っているのであるから，目的は，めまいからの解放はもちろんのこと，特に大切なのは，聴力をこれ以上悪くしないことである．
- 長年経過をみていても（補聴器を用いさせていても），時に「先生，全然聞こえないよ」と言って来院する．このように急激な難聴の生じた場合には，ただちに「突発性難聴」に準じたステロイドの点滴を行う．

文献
1) 二木 隆，北原正章：梅毒性内リンパ水腫—フロセミッド試験による検出．耳鼻臨床 69（増 4）：1811-1818，1976

8 高齢者に対するめまい治療薬の特徴―EBMに基づく解説

☞出典
本項は「二木隆：老人のめまい薬のEBM. MB ENT 53：37-45, 2005」を手直しして再録したものである．タイトルの「EBM」は自身で行った治験という意味である．

要点

- 高齢者のめまいの特徴は，激しい回転性めまいではなく，"total body balance"の不調による「めまい感」で，しかもそれが持続する傾向がある．さらに高齢者のもっているさまざまな背景疾患にも配慮しなくてはならない．
- 本項では，こういった特徴につき解説しつつ，その治療を進めていくうえでのポイントを述べる．筆者の実地医家としての経験を加味しながら，自ら治験を行い発表した薬剤の中から本項の目的にかなったいくつかのものの具体的なデータを図示しつつ，解説を加えた．その具体名は，セファドール®，GBE®（イチョウ葉エキス），エクバール®，ドグマチール®，メチコバール®などである．

高齢者のめまいの特徴

- 例えば蝸牛症状の消長を伴いつつ激しい回転性めまい発作を反復するメニエール病は，40～50歳代にその分布のピークを示すもので，高齢者のそれは燃えつき型や，めまいも"drop attack（失神様発作）"であったりと異なった様相を呈する．
- 次に挙げられるのは，成人にみられるメニエール病や頭位性めまいのような激しい回転性めまいではなく，「ふらつき」や「バランスを失う」とか，「速く動こうとするとよろめく」とか，「自転車に乗っていて後ろを振り向けない」「物につかまらないと重心がとれない」「階段を下りるのが怖い」といった訴えが，「めまい」として持ち込まれる．
- これに加えて，心疾患や不整脈といった循環器疾患に基づく，ごく短時間の「失神発作」もfaintness → dizzinessとして表現され，「めまい」という訴えになる．もちろん，この中には脳血管障害によるdizziness feeling（浮動感）も含まれるが，降圧薬服用のコントロール失敗によるfaintnessや低血糖値発作など実に多様な背景疾患，基礎疾患による訴えが含まれることを銘記すべきである．
- さらにつけ加えるならば，こういった生活習慣病に起因するものに加えて加齢による障害（というより能力低下）も「めまい」という訴えで持ち込まれる（locomotive syndrome）．
- 一言でいうならば，「高齢者のめまい」を正しく把握するポイントは，その「基礎疾患」や「背景」を的確に捉え直すことであるといえよう．

治療のポイント，いくつかの EBM

- 先に述べた以外に，眼疾患やめがねの不調による「めまい」も少なくない．それとは別に，頸のヘルニアによるめまいもある．これらは，時に手術による治療が必要かもしれないが，内耳に対する外科的治療は考える必要はない．
- したがって，治療法としては薬による保存的治療か，生活指導ということになる．具体的な薬剤名になってしまい恐縮であるが，「実地医家の経験の陳述」とみてご参照いただきたい．

1. セファドール®

- 先に述べたように，高齢者は加齢によって脳幹・小脳といった後部脳の運動能力が衰え「自転車に乗って後ろを振り向けない」「階段を下りるのが怖い」とかを「めまい」として訴えて来院するが，これらは言うなればトータルな体平衡の機能低下または失調である．
- ヒトの total body balance を検出する画期的な方法は，北原によって発表された．すなわち ARG-Tlit test である[1]．若い読者のためにこの方法を紹介すると，斜面台検査に際して，前額部に加速度計を額帯またはヘルメットにより装着し，被検者を左右に傾ける（閉眼）際に記録される曲線を定量的に分析できるものである．転倒角度のみならず，その動揺の軌跡が読みとれる．
- この薬は決して新しいものではない．国内において二重盲検法により有効性が証明されたのは渡辺勤によるメリスロン®が初めてであり，セファドールはそれに次ぐ double blind study であった．北原と筆者は，自覚症，他覚症（所見）共に「有意な」有効性を立証し，発売に至った[3]（図 4-41, 42）．
- 図 4-43, 44 に示すのは，本剤の ARG-Tilt test の結果である．クリアに格子（Armitage の逐次検定法）をつき破っている．すなわち，この薬は高齢者の total body balance の乱れに対しても有効であることが示されており，実際に有効であるのはもちろんである．

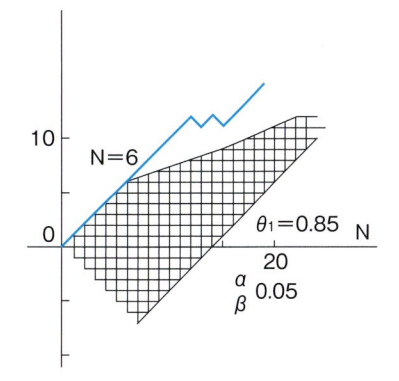

図 4-41 global judgment－subjective
自覚症状の全般改善度の逐次検定法（Armitage）によるプロット．
（$\alpha = 0.05$, $1-\beta = 0.95$, $\theta_1 = 0.85$）

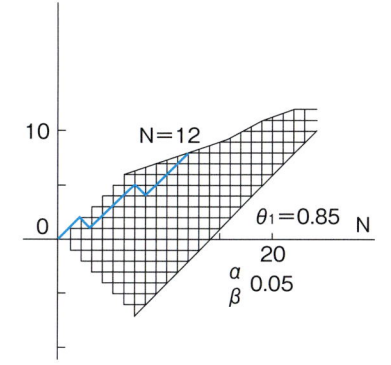

図 4-42 カロリックテスト－maximum velocity
格子を突き抜ければ，有意差 5％ で有効．

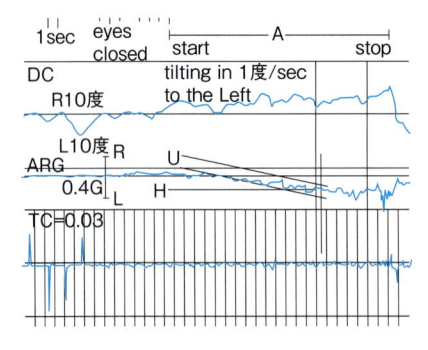

図 4-43　ARG-Tilt test
閉眼にて眼運動を同時に記録しながら1度/secの速度で左へTiltした際の頭部加速度動揺計記録．
A：転倒角，H：頭位，U：動揺度．

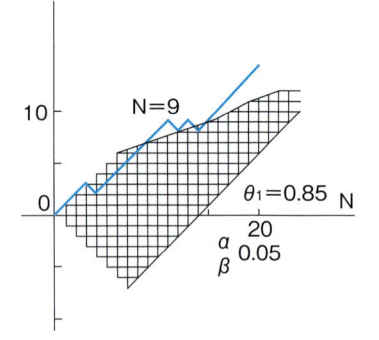

図 4-44　ARG-Tilt test
$N=9$ で有意（$\alpha=0.05$, $\beta=0.95$, $\theta_1=0.85$）．

2. イチョウ葉エキス（GBE®：Ginkgo Biloba Extract）

・はじめに断っておくと，この薬は欧州では保険薬としてめまい治療の1番の「売れ筋」であるが，わが国では未承認である．ドイツのクラウッセン教授を中心とした二重盲検の自覚症，他覚所見にわたるデータはすばらしいものがある．

・地区医師会長から，本剤のサンプルと文献を送られたのを縁にパイロットスタディを行ってみた．高齢者の頭重感，頭痛を伴う「めまい＝ふらつき」に対して表4-21，図4-45〜47にみられるように良好な結果が得られた．

表 4-21　高齢者のめまい患者15名に対するイチョウ葉エキス（GBE）の効果

症例	年齢（歳）	性別	ふらつき	頭重感	眼振	重心動揺計	眼振計
1	74	男	改善	改善	消失	改善	
2	72	男	改善	改善	消失		
3	60	男	やや改善	不変	減少		
4	76	女	改善	改善	消失		
5	83	男	やや改善	やや改善	減少		垂直性眼振
6	75	女	不変	不変	減少		
7	77	男	改善	改善	消失	改善	
8	70	女	やや改善	改善	消失		
9	60	女	不変	不変	減少		垂直性眼振
10	75	女	改善	改善	消失		
11	76	女	改善	改善	消失		
12	61	男	改善	やや改善	消失		
13	86	女	やや改善	やや改善	減少		
14	84	女	改善	改善	消失		改善
15	77	女	やや改善	やや改善	減少	改善	
改善または消失			53%	53%	60%		
やや改善または減少			33%	27%	33%		

- 言うまでもなく体平衡統御の中枢は脳幹・小脳といった後部脳にあるのであるが，この機能を検索する記録分析の方法としては，ENGによる眼運動の記録分析やbody balance testしかない．図4-45にみられたような別人のものではと疑いたくなるような改善は大いに励みになり，さらに44名の高齢者を対象に重心動揺計によって，本剤の薬効の治験を行い，有意な結果をドイツでのバラニー学会で発表できた（図4-47）．
- 本剤の薬理学的な作用機序は，①脳血流の改善，②脳の代謝機能の改善，③損傷されたリン脂質膜の速やかな修復であるが，特に注目したいのは③の項目，「ボロボロになった電線，すなわち損傷されたリン脂質膜の被膜の修復」が高齢者の運動機能の改善に役立ったのではないかと考えている．

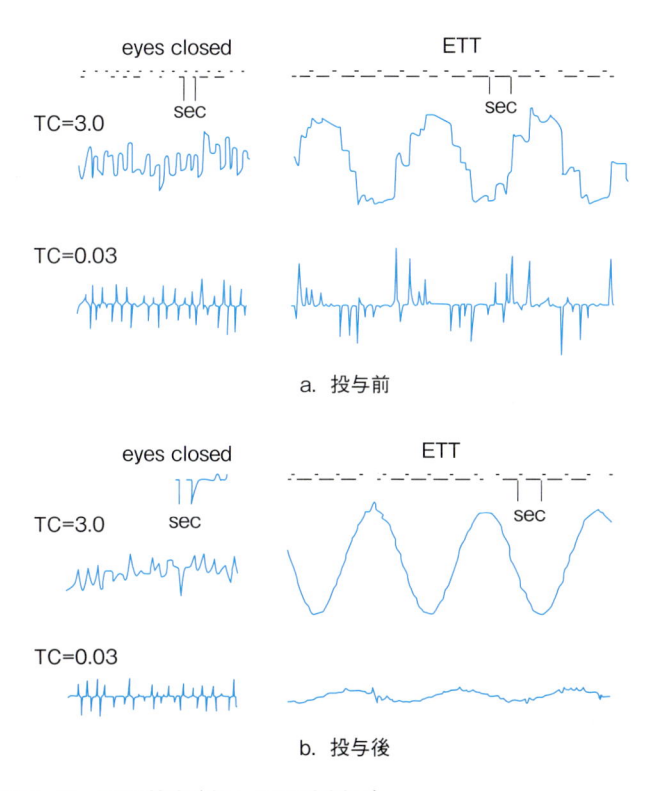

a. 投与前

b. 投与後

図4-45　ENG検査（表4-21の症例14）
注：メニエール病のような激しい回転性のめまい発作ではない，非回転性のめまいや歩行不安定を有する高齢者の患者．

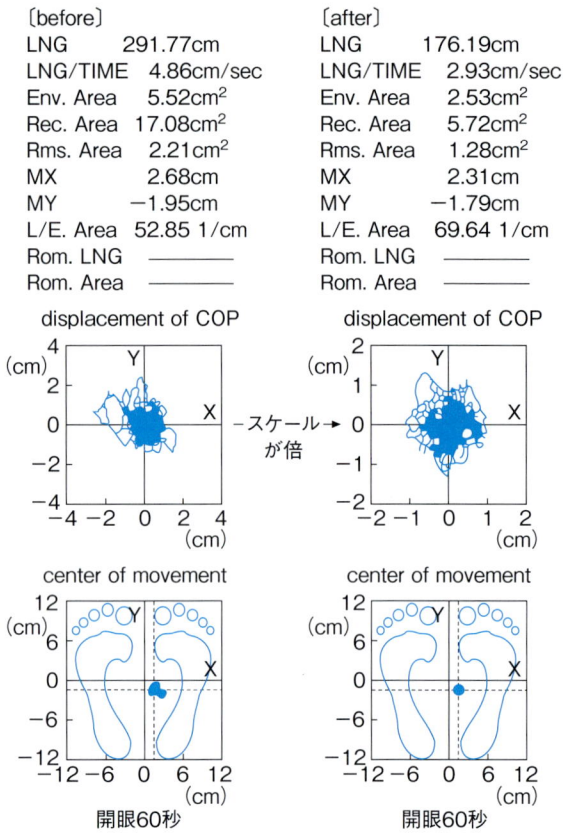

〔before〕
LNG　　　　291.77cm
LNG/TIME　4.86cm/sec
Env. Area　　5.52cm^2
Rec. Area　　17.08cm^2
Rms. Area　　2.21cm^2
MX　　　　　2.68cm
MY　　　　　−1.95cm
L/E. Area　　52.85 1/cm
Rom. LNG　　———
Rom. Area　　———

〔after〕
LNG　　　　176.19cm
LNG/TIME　2.93cm/sec
Env. Area　　2.53cm^2
Rec. Area　　5.72cm^2
Rms. Area　　1.28cm^2
MX　　　　　2.31cm
MY　　　　　−1.79cm
L/E. Area　　69.64 1/cm
Rom. LNG　　———
Rom. Area　　———

図 4-46　body balance test（表 4-21 の症例 7）
右（after）で明白な改善がみられる．

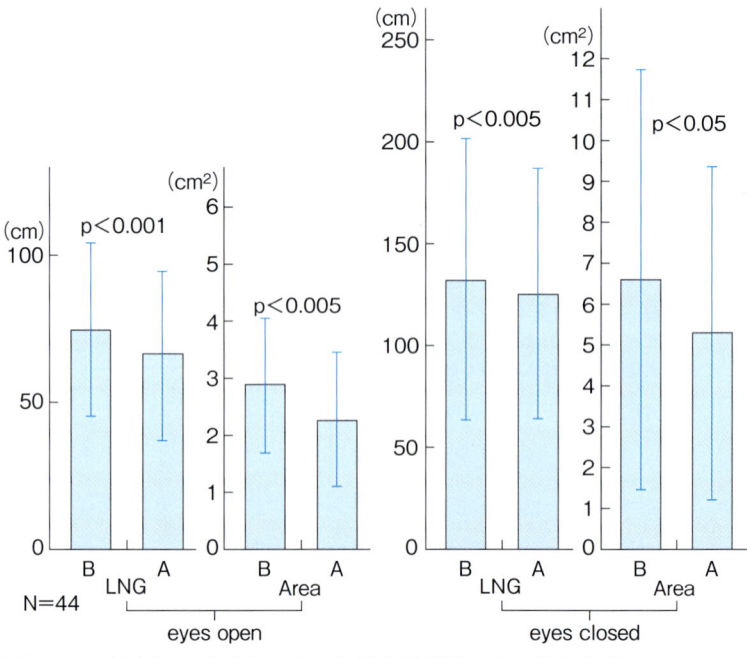

図 4-47　高齢者 44 名を対象とした重心動揺計による薬効治験
LNG：1 分間トレースの長さ（cm），Area：1 分間トレースの包囲面積（cm^2），
B（before）：投薬前，A（after）：投薬後．

● 3. ドグマチール®

- 筆者の医院では，多いときには月60例にのぼるENG検査のおりに，担当者が問診記録のほかに，全例シェロンテストを行っている（表4-22）．臥位と立位の血圧の差をチェックし，自律神経の状態をみる検査である（シェロンテストについては，第1章19頁を参照）．陽性であれば交感神経過緊張状態であり，要するに患者に対しては「自律神経が不安定ですね」ということになる．

- まずシェロンテストで陽性を示すのは，性別でみるならば女性7：男性3の割合であり，これは驚くに当たらない．意外な事実としては，多発の女性の分布の中でも，更年期の40歳代ではなく，60歳代前半に山があることである．また，男性は30歳代に山がある．

- この60歳代のピークをどう考えるかであるが，女性が元気になって閉経という事実と関係なく更年期を引っぱり上げてしまったのではないかと考える．もう1つ，30歳代の男性のそれはまさにテクノストレスによるものではないだろうか．そして20〜30歳代の女性は「うつ」傾向をみないといけない[6]．

- 本章の別項（126頁）でも述べたが，本剤には副作用があるので漫然と投与しないことである．具体的な副作用は2つあり，①間脳に作用してホルモン系に影響を与える（月経不順，催乳，女性化乳房など），②長期投与で薬剤性パーキンソニズムをきたす（手の震え，小きざみ歩行，口をもぐもぐさせる，など）．

- 本剤は抗うつ作用もあり，かなり効くが，他剤に切り替えるならば，グランダキシン®やセディール®がよい．

表4-22　シェロンテスト陽性反応患者（対象者全員）

年代（歳代）	20	30	40	50	60	70	80	合計（人）	率（％）
女性	2	8	11	10	15	9	5	60	75.9
男性	2	6	4	3	2	1	1	19	24.1
合計	4	14	15	13	17	10	6	79	
率（％）	5	17.7	19	16.5	21.5	12.7	7.6		

● 4. エクバール®（シロスタゾール）

- 一昔前の「椎脳」（椎骨脳底動脈循環不全症）は，やはり高齢者のめまいのいちばんの原因かもしれない．最近は脳動脈血管写もMRAなどで危険なくできるようになり，かなりはっきりしてきた．

- しかし，画像に示されるのは，太い血管であり，細動脈の時々刻々の変化は読みとれない．「血管も大丈夫でした」という高齢者のめまい患者とどう付き合うかは難しいところである．

- 思いあぐねていたところ，神戸市の脳神経外科医藤田稠清氏の論文が目にとまった．要は，血小板凝集能亢進症の高齢者の「頭痛・めまい」が抗血小板薬を使うと，90％改善するというものであった[7]．

- これにヒントを得て，20例の高齢者のめまい患者に open trial ながら本剤を投与し，自覚症状はもちろんのこと，ENG を用いた他覚所見においても本剤の薬効を治験し，両者ともに有意な結果を得ることができた．特に他覚所見のそれは，きわめてクリアで満足すべきものであった[8]．「流れの悪いほうの椎骨動脈の血流を選択的に改善する」というイヌを使った実験結果を，ヒトにおいてもみることができたのではないだろうか．
- 特にこの治験でデータ処理に2つの新しい方法を導入した．1つは視標追跡検査（eye tracking test：ETT）の分析法であり，もう1つは，視運動眼振検査の分析法であった．
- まず，ETT であるが，サインカーブで動くターゲットの曲線と眼運動の原

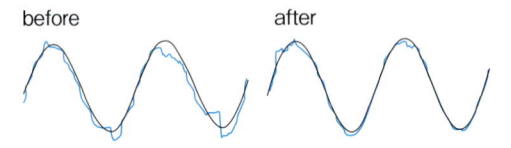

図4-48 指標追跡検査（ETT）

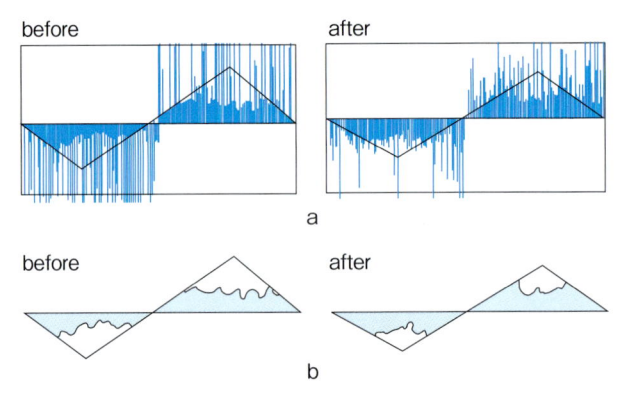

図4-49 視運動性眼振パターン（OKP）
a は原曲線，b はトレースしたもの．

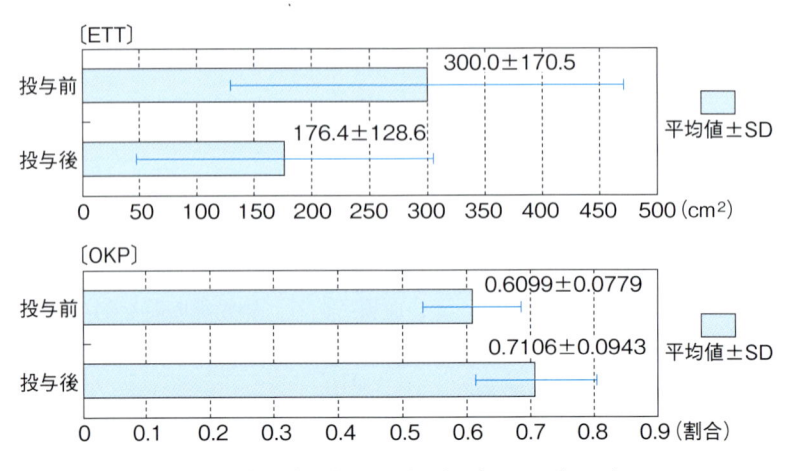

図4-50 視標追跡検査（ETT），視運動性眼振パターン（OKP）
いずれも有意な（p<0.05）改善が示された．

波形を重ね合わせ，その「ずれ」(Slipping-二木)の面積を計測することである．追跡能力(pursuit motion)が改善されれば，この数値は小さくなるはずである．これを投与前後で比較して統計検定に付せばよい(図4-48)．

- 次にOKPであるが，急速相をクリッパーでカットした緩徐相の追跡限界のパターンを使うことにした．原図をトレースし，線条の追跡不能となる高速刺激の包絡線を，すげ傘状の二等辺三角形の全面積と比較した．図4-49にみるように，「富士の白雪」が減じれば，すなわち青山部分の面積が増えれば，視運動性眼振の解発機能は改善されたということになる(図4-50)．
- この面積比の統計検定においても，本剤は有意な改善をもたらした．すなわち，本剤は2つの検査結果において有意に後部脳の機能改善をもたらすことが示されたのである．

要約するに，高齢者のめまいの特徴である後部脳の機能低下によるめまい，ふらつき，平衡失調に対して，本剤の投与も選択肢の1つであろうといえる．

5. ミオナール®

- 高齢者は多彩な「生活習慣病」と戦っているのであるが，不可避なのは「加齢現象」である．身長の減少はもちろんのこと，骨，筋，その他の支持組織に対して加齢による能力低下，痛みや多くの障害を加えている．なかでも最近経験した事象は，重い頭をもってしまったこの二足獣の宿命であろうか，頸の異常による「めまい＝ふらつき」である．
- すなわち，平たく言えば「頸のヘルニア」であり，spinal cord stenosis or compressionである．驚いたことに，こういった高齢者の患者のほぼ全員にみられたのは，ENG検査の際の下眼瞼向き垂直性眼振(down beat nystagmus：DBN)であった．
- 当院から5分のところに脳神経外科病院があり，画像のやりとりはきわめてスムーズである．めまいで来院して，ENGでDBNがあり，頸髄圧痕像があった症例を1年の集積でピックアップしてみたら何と12例あり，DBNとcompressionは11/12であった(本章の7の項を参照)．
- 今のところ，これらの患者には，脳外科的な椎間板くり抜き手術という侵襲の下される方法もあるが，めまい外来としては保存的に様子をみるしかない．頸の抗重筋の異常トーヌスを抑えるミオナールの投与に加え，理学療法も有効であると考えている．

6. メチコバール®

- 高齢者に限らず内耳障害の若年・中年も含めめまい患者には向神経ビタミンであるビタミンB_{12}は，必要不可欠の基礎的薬剤であり，実際に多用されているのはよく知られている．
- しかし，本剤をあえてここに挙げたのには理由がある．すなわち，高齢者は食物摂取量が減じてくるものであり，近来のマスコミによる「健康(ダイエット)ブーム」も加わることでかえって栄養バランスを欠くきらいがあり，特にビタミンB_{12}の摂取は，加齢により劣化した平衡機能を維持向上させるた

めにも若い人より必要度は高いと考えられる．
- 本剤がはたしてヒトに投与して実際にどう効いたかというエビデンスを目にした方は，少ないものと考えられる．古い論文からで恐縮であるが，open trial であるが筆者が 40 名のめまい患者に本剤を投与してみた薬効の結果を示したい．自覚症状はもちろんのこと，特に他覚所見の改善に注目していただきたい（表 4-23，図 4-51, 52）[10]．
- 本剤の難点は，内服投与だとかなりの割合で肝臓で分解されてしまうので，急を要する場合は血管内投与のほうがよい．ただし副作用はないので，内服による「基剤」としての長期投与が可能であるという利点はある．

表 4-23　他覚所見のまとめ（聴力検査および平衡機能検査）　　N = 40

項目（単位）	投与前 平均値±SD	投与後 平均値±SD	t	有意水準
聴力変動（dB）	5.1 ± 8.6	5.0 ± 8.6	0.098	
足踏み試験（度）	7.25 ± 91.7	−23 ± 56.0	1.96	
書字偏倚（度）	8.1 ± 11.7	1.9 ± 7.2	3.21	$p<0.05$
自発眼振（度/sec）	−1.43 ± 13.3	−1.45 ± 5.0		
温度試験（Hallpike法）				
CP（反応低下度）（%）	23.9 ± 14.5	14.0 ± 16.4	2.97	$p<0.01$
DP（眼振方向性）（%）	15.8 ± 12.1	10.3 ± 15.1	1.70	
斜面台試験（ARG-Tilt test + EMG）				
転倒角 A（度）	19.9 ± 3.4	24.4 ± 11.3	1.72	
頭位 H（mm）	15.2 ± 6.76	14.66 ± 7.08	1.25	
動揺幅 U（mm）	22.4 ± 11.3	19.4 ± 10.0	1.63	
EMG-振幅（mm）	70.7 ± 39.6	59.0 ± 40.4	1.54	
EMG-スパイク数	11.8 ± 3.6	10.5 ± 3.2	1.70	

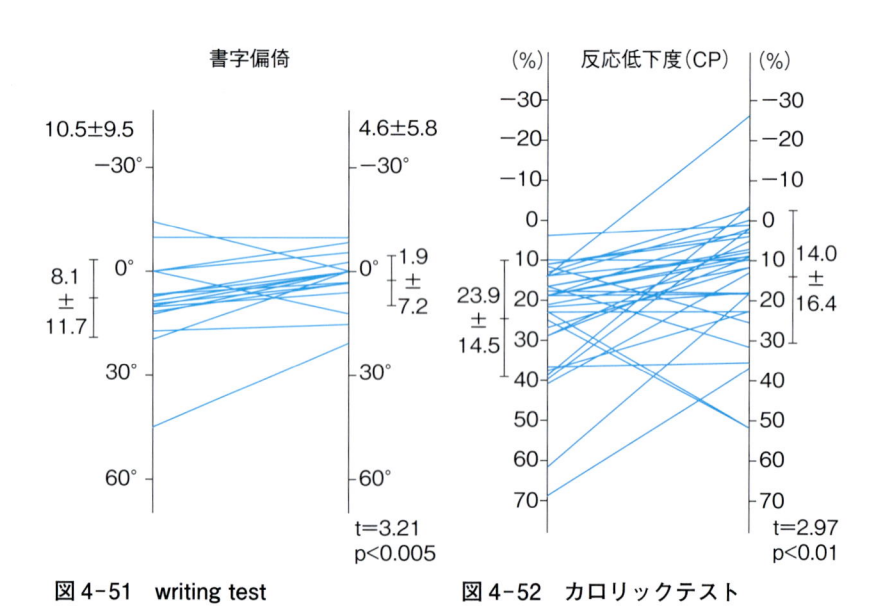

図 4-51　writing test

図 4-52　カロリックテスト

まとめ

- 以上，限られた数のエビデンスを紹介してきたが，高齢者のめまい治療で，忘れてはならないポイントが2つある．
- 1つは生活指導も含めた背景疾患の把握であり，もう1つは多剤服用の現実を押さえ，「飲み合わせ」によって思わぬ副作用が生じないよう気配りをし，必ずカルテに現服用薬を記載することである．

文献

1) Kitahara M : Acceleration registrography. Ann Otol 74 : 203-214, 1965
2) 二木　隆，北原正章，森本正紀：二重査検法による末梢性眩暈に対するDiphenidolの薬効検定．耳鼻臨床65：1-21, 1972
3) Futaki T, Kitahara M, Morimoto M : Ménierè's disease and diphenidol. Acta Otolaryng 330(suppl) : 120-128, 1975
4) Futaki T : An open trial using Ginkgo Biola Extract (GBE) to treat dizziness in elderly patients. Claussen CF (ed), p527-530, International Congress Series 1201, Excerpta Medica, 1999
5) 二木　隆：めまい患者におけるシェロン・テストについて．江戸川医学会誌13：48-52, 1996
6) 二木　隆：Psycho-somaticな愁訴を有するめまい患者の特徴．江戸川医学会誌21：35-38, 2004
7) 藤田稠清：血小板凝集能亢進症と頭痛，めまい感，回転性めまい，並びに脳深部白質病変との関連について．神経内科50：69-75, 1999
8) 二木　隆：高齢者眩暈症に対する抗血小板薬エクバール®錠の治療効果．耳鼻臨床（補）112：1-16, 2003
9) 二木　隆：頸髄圧痕像を示すめまい患者にみられる下眼瞼向き垂直性眼振（down beat nystagmus：DBN）について．江戸川医学会誌18：48-51, 2001
10) 二木　隆，ほか：末梢性眩暈症の平衡機能障害に対するメチコバール®（Methyl-B_{12}）の内服投与治験－特に他覚所見の選択に関する考察．耳鼻臨床73：1213-1227, 1980

索　引

和文

あ

悪性頭位性めまい　58
足踏み検査　16, 41
　　── でわかる障害　41

い

異常眼球運動　6
イソバイド　93
イチョウ葉エキス　28, 152

う・え

ウェーバー（Weber）症候群　65
うつ病　131
エクバール　155

お

オージオグラム　23
　　── の解釈　23
オージオグラムのパターン
　　──,代表的疾患の　23
　　──,聴神経腫瘍の　23
　　──,突発性難聴の　23
　　──,メニエール病の　23
オージオメーター　22
おたふく風邪　85
温度眼振　51
温度刺激試験　52

か

外耳　30
外側半規管　36
回転角加速度センサー　36
回転性めまい　3, 7, 34
回転と眼振のメカニズム　36
下眼瞼向き垂直性眼振　27, 142
蝸牛　33
　　── のしくみ　33

蝸牛管　33, 86
蝸牛症状　7
蝸牛窓　33
核上性麻痺　9, 13
仮面うつ病　131
カロリックテスト　52
簡易聴力チェック　4
感音性難聴のオージオグラム　23
眼球運動の核上性神経路　25
眼球を動かす神経のネットワーク　32
眼振
　　── とめまい　51
　　── の記載法　17
眼振電図　24
顔面痙攣　9
顔面神経　62
　　── の構成　63
　　── の構造　62
　　── の走行　64
　　── の走行路　62
　　── のチェック　9
　　── の名称　64
顔面神経異常をきたすめまい　63
顔面神経管開放術　71
顔面神経障害,中枢性　65
顔面神経麻痺　7, 65
　　──,真珠腫性中耳炎に続発する　72

き

聞こえのチェック　9
救急車を呼んで搬送すべき状態　5
球形嚢　33, 86
拒食症　128
ギラン-バレー（Guillain-Barré）症候群　72
起立姿勢と重心　49

く・け

グリセロールテスト　88

　　── の聴力図　90
頸性めまい　16, 20, 142

こ

構音障害　135
後下小脳動脈　58
交感神経過緊張状態　19
甲状腺機能低下症によるめまい　7
口舌ジスキネジー　123
後半規管　36
後迷路性めまい　138
高齢者に対するめまい治療薬　150
高齢者のめまいの特徴　150
小刻み歩行　124
鼓膜の診かた　10

さ・し

三半規管　36
視運動性眼振　12, 32, 53 , 134, 136, 156
　　── 検査　24
シェロンテスト　18, 19, 155
　　── の実際　19
自己免疫性顔面麻痺　72
視神経　31
姿勢反射　40
　　──,平衡維持メカニズムとして　43
耳石機能検査法　75
耳石器の構造　75
耳石浮遊物置換法　74
舌の診かた　14
失調文字　61, 125
自発眼振　12, 17
　　── のチェック　12
視標追跡検査　12, 26, 139, 156
耳鳴　138
遮眼書字法　42, 61
　　── の誕生秘話　42
重心動揺計　28, 50
純回旋(性)眼振　57, 67

症候性パーキンソニズムの原因　127
上小脳動脈　58
小脳　32, 58
　── の血管支配　59
小脳橋角部　68
小脳出血　57
小脳障害　41
　── の研究　60
　── をきたすめまい　58
小脳性失調　124
小脳性障害　139
小脳性めまい　16
静脈弁ドレナージ法（vein graft drainage），内リンパ嚢　96
自律神経検査　18
自律神経失調症　7, 19, 131
　── を有するめまい　128
神経血管圧迫症候群　70
神経症状　3, 7
神経内科疾患とめまい　122
真珠腫　72
　── の進展と侵食　72
真珠腫性中耳炎に続発する顔面神経麻痺　72

す

垂直眼振　57
垂直誘導　27
水平誘導　27
スクリーニング
　──，患者入室時の第1印象による　7
　──，椅子に座らせてできる　9, 10, 12, 13
　──，立たせてできる　15, 16, 17, 18
ステロイド　93
　── 漸減療法　104
　── に共通の作用機序　94
ストマイ中毒　139
スルピリド製剤　126

せ

精神症状を有するめまい　128
脊髄小脳変性症　14, 21, 123, 136, 145
石灰化症説　74
セファドール　151
セファログラム　49
前下小脳動脈　58
前庭神経炎　112
前庭迷路の構造　30

前半規管　36

そ

蒼白球結膜　7
側頭骨　72
　── 水平断の組織像　64
側頭骨骨折　72

た

大脳・小脳連関ループ　47
　── の構造　48
第Ⅷ脳神経　96
　── 切断術　96
脱水試験　89

ち

遅発性内リンパ水腫　85
中耳　30
中耳炎　20, 72
注視眼振　10
　── 所見の要点　11
　── のチェック　10
中枢性顔面神経障害　65
中枢性顔面神経麻痺　9
中枢性めまい　7, 12, 133
　── のアラームサイン　10
　── の「常連」　68
聴神経腫瘍　7, 9, 20, 21, 68, 138
　── のオージオグラムのパターン　23
　── の画像診断　68
　── の診断　68
　── の特徴　70
直線加速度センサー　37

て

低音障害型感音性難聴　111
鉄欠乏貧血によるめまい　7
鉄路眼振　54
伝音性難聴のオージオグラム　23

と

頭位眼振　17
　── 検査　17
頭位性めまい（BPPV）　7, 18, **73**
　── とメニエール病の違い　74
頭位変換眼振　17
　── 検査　18, 75
動眼神経　31
凍結歩行　7

糖尿病　116
　── とめまい　116
糖尿病神経障害　119
糖尿病性腎症　119
糖尿病性網膜症　118
ドグマチール　155
突進歩行　7
突発性難聴　7, 109, 111, 147
　── のオージオグラムのパターン　23

な

内耳　30
　── の断面図　86
　── のはたらき　36
内耳細網動脈系の解剖図　120
内耳性めまい　16
内リンパ　33
内リンパ減荷術　96
内リンパ水腫　33, 83, 87, 91
　──，遅発性　85
　──，梅毒性　85
　── の検査　88
内リンパ嚢　33, 86
内リンパ嚢 vein graft drainage（静脈弁ドレナージ法）　96
内リンパ嚢外壁翻転法　96, 99
内リンパ嚢開放術　149
7つ道具　3
軟口蓋の診かた　13
難聴　9
　── のスクリーニング　111
　── の見分けかた　9

の

脳幹出血　57
脳幹障害　13, 14
脳幹網様体　32
乗り物酔い　45
　── を防ぐ訓練　46

は・ひ

パーキンソン症候群　123, 126
パーキンソン病　7, 14, 122, 123
　── 患者のめまい　7
梅毒　85, 146
　── とめまい　146
梅毒性内耳炎　146
梅毒性内リンパ水腫　85, 146
パニック障害　128

バラニー　52
非回転性めまい　3, 7, 34

ふ

フォヴィル（Foville）症候群　65, 66
不眠　128
浮遊耳石置換法　77
ブルンス‐クッシングの眼振　69
フレンツェル眼鏡　17
　——のつくり方　75
フロセミドテスト　89
　——における温度反応　91

へ

閉眼起立　15
平衡維持メカニズムとしての姿勢反射　43
平衡機能
　——の基礎　30, 31, 32, 33
　——のしくみ　4
平衡斑　30
平衡を支えるシステム　36
閉所恐怖症　128
ベル麻痺　9, 71
変形性頸椎症　143

ほ

膨大部稜　30
ポルトマン　100
本態性振戦　123

ま・み

末梢性顔面神経麻痺　9
ミオナール　157

め・も

迷路破壊術　96
迷路反射
　——, kinetic な　46
　——, static な　46
メチコバール　157

メニエール病　7, 41, **81**
　——, 両側性　99
　——治療選択の概説　102
　——と BPPV の違い　74
　——に対する手術アプローチ概略　96
　——の亜急性期　92
　——のオージオグラムのパターン　23
　——の間欠期　92
　——の急性期　92
　——の苦痛　82
　——の検査　88
　——の手術成績　98
　——の手術療法　95
　——の診断基準　81, 86
　——の生活指導　101
　——の発症原因　81
　——の病態　87
　——の分類　86
　——の発作期　92
　——の発作予防対策　101
　——の薬物療法　91
　——のリハビリテーション　101
　——の臨床診断基準　82
　——命名の由来　81
メニエール病発症メカニズム, Brooks による　95
目の動きの診かた　12
メビウス（Maebius）症候群　65
めまい
　——, 顔面神経異常をきたす　62
　——, 危険な　57
　——, 頸性　142
　——, 甲状腺機能低下症による　7
　——, 後迷路性　138
　——, 小児の　59
　——, 小脳障害をきたす　58
　——, 自律神経失調症を有する　128
　——, 精神症状を有する　128
　——, 鉄欠乏貧血による　7

　——, パーキンソン病患者の　7
　——治療薬, 高齢者に対する　150
　——と神経内科疾患　122
　——と糖尿病　116
　——と梅毒　146
　——のある突発性難聴　7
　——の語源　34
　——の頻度　57
　——の前の発熱　112
　——を生じる脳腫瘍　60
めまい患者の状態把握のチェックポイント　2
めまい症状を緩和する当面の治療法　5
めまい診断フローチャート　7
めまい難診断例　133
めまい発作と血糖値　116
問診のポイント　3, 8

や・ゆ

薬剤性パーキンソン病　123, 126
病草紙　65
有機溶剤中毒　140

ら

ライスネル膜　33
ラムゼイ・ハント症候群　7, 9, 71
卵円窓　33
卵形嚢　33, 86

り

両側性メニエール病　99, 117, 147
良性発作性頭位めまい症（BPPV）　7, 18, **73**
　——の運動療法　78
　——の診断の手引き　74

わ

ワレンベルク（Wallenberg）症候群　57, 65, 67

欧文

A

AICA（anterior inferior cerebellar artery）　前下小脳動脈　58
Arnold-Chiari 奇形　59, 145
ataxia　125, 139
ataxic gait　小脳性失調　124

B

Bárány　52, 54, 73
Bell's palsy　ベル麻痺　71
body balance test　154
BPPV（benign paroxysmal positional vertigo）　7, 18, **73**
　──とメニエール病の違い　74
　──の運動療法　78
　──の診断のポイント　75
　──の生活指導のポイント　76
　──の治療のコンセプト　76
Brandt-Daroff（ブラント-ダロフ）法　77

C

cupula　膨大部稜　30
cupulolithiasis theory　石灰化症説　74

D

Dandy-Walker 症候群　60
DBN（down beat nystagmus）　下眼瞼向き垂直性眼振　27, 142
Dix　73
Dix-Hallpike 法　18, 75
dizziness　非回転性めまい　34

E

Eisenbahnnystagmus　鉄路眼振　54

ENG（electronystagmograph）眼振電図　24
Epley　74
　──法　77
ETT（eye tracking test）　視標追跡検査　12, 26, 139, 156
Evald　37
Evartz　47
　──らによるサルの実験　48

F

five S、メニエール病の生活指導としての　101
frozen gait　小刻み歩行　124
Fukuda's stepping test　足踏み検査　41
Fukuda's vertical writing test　遮眼書字法　42

G

Goldon Holmus　60
Guillain-Barré（ギラン-バレー）症候群　72

H

Hallpike　73
Heerfordt 症候群　72
hydrops　内リンパ水腫　33

J・K

Jongkees　38
Jumbling 現象　139
kinetic な迷路反射　46

M・N

macula　平衡斑　30
Maebius（メビウス）症候群　65
Melkersson-Rosenthal 症候群　72

neuro-vascular compression（NVC）神経血管圧迫症候群　70

O・P

OKN（optokinetic nystagmus）視運動性眼振　12, 24, 32
PICA（posterior inferior cerebellar artery）後下小脳動脈　58
Portman　100
positional nystagmus　頭位眼振　17
positional vertigo　頭位性めまい　73
positioning nystagmus　頭位変換眼振　17

R・S

Ramsay Hunt syndrome　ラムゼイ・ハント症候群　71
Schellong's test　シェロンテスト　18, 19
Schuknecht　74
Semont 法　77
spontaneous nystagmus　自発眼振　17
static な迷路反射　46
Stenger 法　18, 75
superior cerebellar artery　上小脳動脈　58

T・V

temporal bone　側頭骨　72
vertigo　回転性めまい　3, 7, 34
Vojacheck　38

W

Wallenberg（ワレンベルク）症候群　57, 65, 67
Weber（ウェーバー）症候群　65